AS CORES DO CREPÚSCULO
A ESTÉTICA DO ENVELHECER

RUBEM ALVES

AS CORES DO CREPÚSCULO
A ESTÉTICA DO ENVELHECER

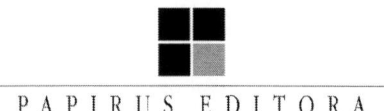

PAPIRUS EDITORA

Capa	Fernando Cornacchia
Fotos	Heloísa Helena de Castro Barbosa
Revisão	Lúcia Helena Lahoz Morelli e
	Thiago Vilela Basile

Dados Internacionais de Catalogação na Publicação (CIP)
(Câmara Brasileira do Livro, SP, Brasil)

Alves, Rubem
  As cores do crepúsculo: A estética do envelhecer / Rubem Alves – 11ª ed. – Campinas, SP: Papirus, 2013.

ISBN 978-85-308-0659-0

1. Envelhecimento 2. elhice I. Título.

13-05731   CDD-305.26

Índices para catálogo sistemático:
1. Envelhecimento: Filosofia   305.26
2. Velhice: Sociologia   305.26

11ª Edição – 2013
4ª Reimpressão – 2025
Tiragem: 100 exs.

As crônicas que compõem esta obra foram publicadas no jornal *Correio Popular*. Algumas delas encontram-se também em outras obras do autor.

Exceto no caso de citações, a grafia deste livro está atualizada segundo o Acordo Ortográfico da Língua Portuguesa adotado no Brasil a partir de 2009.

Proibida a reprodução total ou parcial da obra de acordo com a lei 9.610/98.
Editora afiliada à Associação Brasileira dos Direitos Reprográficos (ABDR).

DIREITOS RESERVADOS PARA A LÍNGUA PORTUGUESA:
© M.R. Cornacchia Editora Ltda. – Papirus Editora
R. Barata Ribeiro, 79, sala 3 – CEP 13023-030 – Vila Itapura
Fone: (19) 3790-1300 – Campinas – São Paulo – Brasil
E-mail: editora@papirus.com.br – www.papirus.com.br

Pode um homem velho renascer?
Pergunta de Nicodemus a Jesus.

Velhos homens devem ser exploradores,
não importa onde...
Temos de estar sempre nos movendo
na direção de uma nova intensidade,
de uma união a mais, de uma comunhão mais profunda...
Nos movendo através de uma desolação escura, fria e vazia:
O grito das ondas, o grito do vento, as águas imensas
das gaivotas e dos golfinhos:
No meu fim está o meu início.
T.S. Eliot

SUMÁRIO

UM CERTO OLHAR...

I.	OS OLHOS E A IDADE	11
II.	A REVELAÇÃO	17
III.	O CREPÚSCULO	21
IV.	FUI SEMPRE ASSIM...	35

A COMUNHÃO

V.	O RIO	43
VI.	OS IPÊS ESTÃO FLORIDOS	47
VII.	AS TARDES DE OUTONO	51
VIII.	O OUTONO	55
IX.	O VOO DOS PÁSSAROS, À TARDE...	59

ENVELHE-SENDO

X.	AOS VELHOS	67
XI.	QUERO VIVER MUITOS ANOS...	73
XII.	FIQUEI VELHO	77
XIII.	O *BLAZER* VERMELHO	83
XIV.	AS VIÚVAS	89
XV.	QUERO É FOME	93

SOBRE VIOLINOS E CHINELOS TROCADOS...

XVI.	"E OS VELHOS SE APAIXONARÃO DE NOVO..."	101
XVII.	O JARDINEIRO E A FRÄULEIN	105
XVIII.	VIOLINOS VELHOS TOCAM MÚSICA	111
XIX.	"O SUBTERRÂNEO DA VIDA, VOCÊ TERÁ QUE ATRAVESSÁ-LO SOZINHO..."	117

INUTILIDADES

XX.	A ÁRVORE INÚTIL	131
XXI.	O APOSENTADO	135
XXII.	O DIREITO DE SONHAR	139

MUNDOS NOVOS SÃO GERADOS

XXIII.	A DOENÇA	147
XXIV.	A SOLIDÃO	151
XXV.	A ALEGRIA	155
XXVI.	UM ÚNICO MOMENTO	159

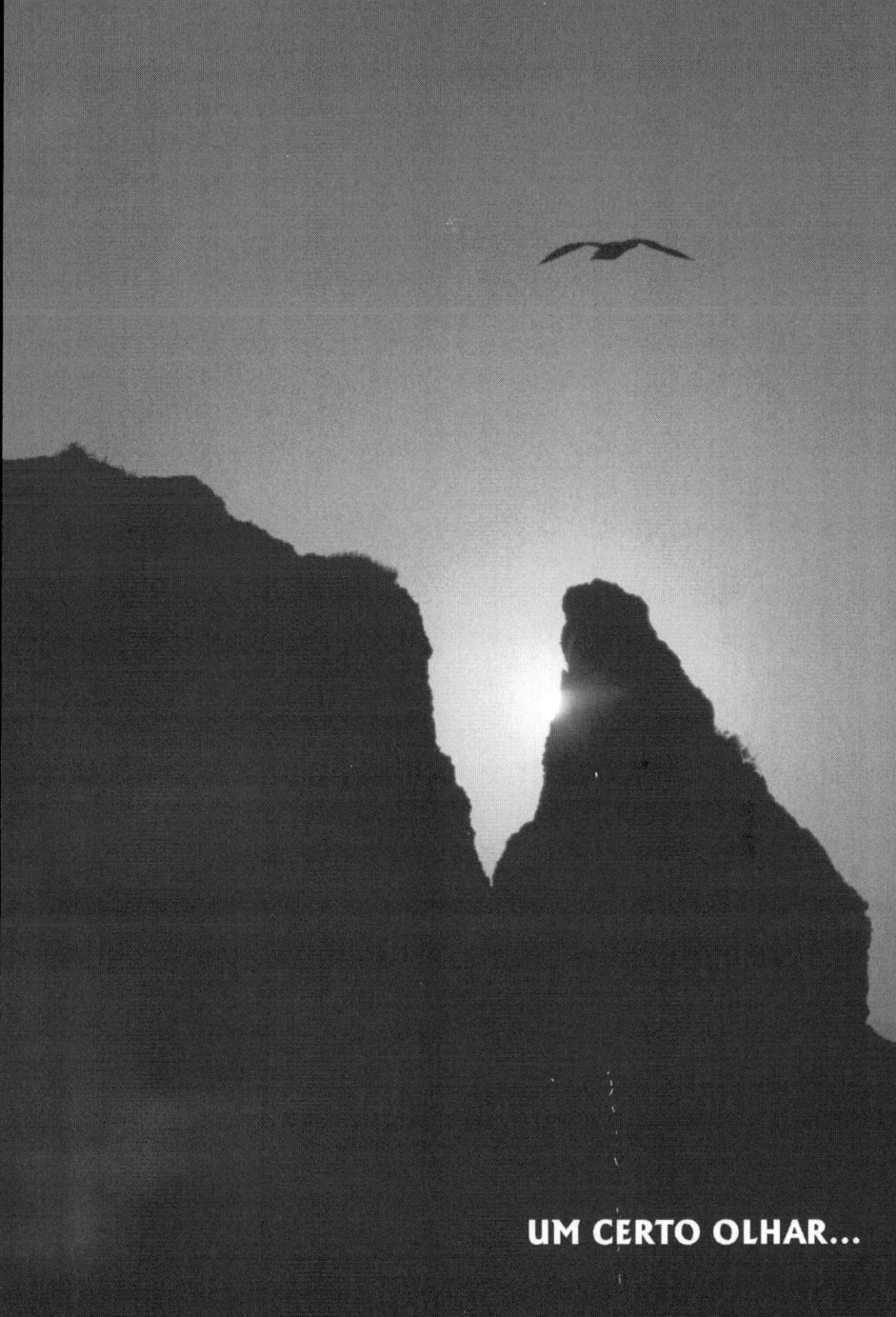

I
OS OLHOS E A IDADE

Claude Monet era capaz de passar o dia todo no campo, da manhã até o cair da noite, pintando seguidas telas do mesmo monte de feno. Posso imaginar que o fazendeiro, ao fim do dia, lhe perguntasse das razões para pintar tantas vezes o mesmo monte de feno. E Monet lhe responderia: "Para as vacas, é certo que o feno é o mesmo, porque elas desconhecem o gosto da luz. Mas para mim, que sou pintor, a luz é algo mágico, que vai transformando as coisas, pelo poder de suas modulações. Um monte de feno sob a luz da manhã não é o mesmo sob a luz do crepúsculo".

Um monte de feno, essa coisa que permanece a mesma através do tempo, não existia para Monet. O que existia era o "momento" – único, efêmero, que tinha de ser comido com os olhos no instante mesmo de sua aparição, pois ele logo não seria mais.

Um psicanalista sensível à arte diria que as telas de Monet são a superfície de um riacho, onde a própria vida do artista aparece refletida, ora como monte de feno, ora como a fachada da catedral de Rouen, ora como nenúfares floridos,* variações sobre o mesmo tema, a efêmera epifania no ser, sob a magia da luz... E que melhor meio para dizer essa ontologia que a água? "Não se pode entrar duas vezes no mesmo rio", dizia Heráclito. E aos que, por medo de serem levados pelas águas, se agarram ao rochedo de Parmênides, Monet retruca: "É inútil. Águas e rochedos flutuam no mesmo rio de luz, do qual ninguém pode fugir". E, para prová-lo, pinta rochedos de pedra e penhascos ao mar, todos tão diáfanos e fugidios como os montes de feno.

Monet apareceu refletido no meu pensamento quando parei para meditar sobre uma estranha advertência que encontrei num texto de Kierkegaard. Trata-se de uma exigência que ele faz àqueles que escrevem. Ele diz: "A pessoa que fala sobre a vida humana, que muda com o decorrer dos anos, deve ter o cuidado de declarar a sua própria idade aos seus ouvintes".

Não conheço nenhum outro filósofo que tenha jamais feito declaração parecida. Quem diz coisa semelhante parece estar negando o próprio ideal do saber filosófico, que é a busca da verdade. A verdade independe das oscilações do ser do filósofo. Ela possui uma objetividade que a salva desse espelho líquido inquieto que é a subjetividade do pensador. A idade do matemático (e o próprio matemático!) nada tem a ver com a verdade do seu teorema. Essa coisa que oscila com o tempo poderia ser, talvez, poesia, mas não filosofia. E seria precisamente isso que

---

* Sobre os nenúfares de Monet, não deixe de ler o maravilhoso ensaio que escreveu Bachelard, esse Monet da palavra – Gaston Bachelard, *O direito de sonhar*, "As ninfeias ou as surpresas de uma alvorada de verão", p. 3.

uma vaca diria a Monet, se a ela fosse dado o dom da fala. "Um monte de feno pela manhã é o mesmo monte de feno ao entardecer. A minha fome o comprova. E para a minha fome a luz não existe..."

Imaginei então que, talvez, Kierkegaard estivesse mais próximo do pintor que dos filósofos. Ele sabia que o Ser é sensível à luz. Há, de fato, um Ser pornográfico, que se desnuda publicamente sob a luz do sol a pino, e a ele Descartes e os seus seguidores têm dedicado suas mais rigorosas investigações. Mas há um outro Ser que foge do excesso de luz. O amor se compraz na luz das velas. O ser erótico prefere despir-se com pouca luz. "Parece que existem em nós cantos sombrios que toleram apenas uma luz bruxuleante", diz Bachelard. Esse livro de Bachelard, *A chama de uma vela*, é, na verdade, uma realização prática do conselho do filósofo dinamarquês. Bachelard confessa sua idade. É "diante da página branca colocada sobre a mesa na justa distância da minha lâmpada que, realmente, estou à minha mesa de existência. Tudo em volta de mim é repouso, é tranquilidade; meu ser só, meu ser que procura o ser... Mas será que ainda há tempo para mim...?". Essa pergunta, "será que ainda há tempo...?", é a pergunta de um homem que percebe que a vela está chegando ao fim. Quem vigia as velas que terminam são os poetas.

Muito embora os oftalmologistas e a física ótica sustentem que os olhos são como planetas, destituídos de luz, e que apenas recebem e refletem a luz que vem de fora, os poetas afirmam que isso não é verdade: os olhos são como estrelas, lâmpadas, são dotados de luz. "A lâmpada do corpo são os olhos", dizia Jesus.

"Se os teus olhos estiverem acesos, o mundo inteiro será luminoso. Mas se estiverem apagados, que enormes serão as trevas..." Com o que concorda Bernardo Soares: "O que vemos não é o que vemos, senão o que somos". O poeta inglês William Blake sabia disso e afirmou que "um tolo não vê a mesma árvore que um sábio vê". É a luz do olhar que faz aparecer um mundo.

Agora podemos compreender o sentido do conselho do filósofo dinamarquês. Como se ele dissesse: "Você é um pintor, como Monet. Por favor, diga a sua idade, para que se saiba a luz que está banhando o seu quadro... Assim, o leitor pode ajustar os seus próprios olhos, e ver melhor...".

Kierkegaard se comprazia em escrever à luz de uma vela – por isso que seus textos vêm sempre mergulhados num jogo de luz e sombra que convida à meditação.

Foi um poeta que me ensinou a conviver com as sombras. Eu lhe mostrava os meus textos, todos os cantos obscuros iluminados por esclarecimentos, e ele me dizia, horrorizado: "Luz demais! Luz demais! Por favor, um pouco de sombra, um pouco de neblina!". Suas palavras soavam aos meus ouvidos mais como reações de um mestre pintor, diante da tela de um aprendiz. Mas logo eu aprendi que é isso que são os poetas: pintores que, em vez de tinta, usam palavras para pintar seus quadros. E ele me explicava: "Um texto iluminado, cartesiano, põe fim à conversa; um texto de luz e sombras, ao contrário, é um convite a uma meditação sem fim...".

Quem entender o conselho de Kierkegaard cartesianamente não terá entendido nada. Uma interpretação literal da exigência de que o escritor declare a sua idade aos seus ouvintes se reduz à banalidade de que ele informe os seus leitores do número de anos que já viveu.

O número de anos que eu já vivera, isso era algo de que eu tinha clara consciência naquela tarde, no metrô, muito embora essa informação estivesse guardada num arquivo da memória. Mas ela sairia dele prontamente no preciso momento em que alguém me perguntasse: "Qual é a sua idade?".

Naquela ocasião, eu ainda nada conhecia de Monet. Mas agora, olhando retrospectivamente, posso afirmar que, naquele momento, ganhei olhos de Monet.

Tudo depende dos olhos. "Não basta abrir a janela para ver os campos e o rio. Não é bastante não ser cego para ver as árvores e as flores", diz Alberto Caeiro. Todos os que passavam pelos montes de feno que Monet pintava viam os mesmos montes de feno mas não viam os mesmos montes de feno. Nenhum deles tinha olhos como os do pintor. A revelação não é a experiência de ver coisas que não se via antes. A rua, o jardim, o muro continuam os mesmos. Nada foi acrescentado. E, no entanto, tudo está diferente. A rua dá para um outro mundo, o jardim acaba de nascer, o muro fatigado se cobre de signos. Tudo está banhado por uma luz antiquíssima e ao mesmo tempo acabada de nascer. Nada mudou, mas mudaram-se os olhos. Portanto, tudo mudou. É a experiência do *satori*, a abertura de um terceiro olho, a que se referem os pensadores zen.

II
A REVELAÇÃO

As revelações não se anunciam. Elas sempre vêm de repente. A revelação é o evento quando o terceiro olho se abre. Jesus comparava o imprevisível desse momento com o imprevisível do vento: ele sopra quando quer, não havendo nem métodos que possam produzi-lo, nem métodos que nos protejam da sua força. O vento sopra e nos arrasta. "Se tiver sido escolhido pelo grande sopro", diz Octavio Paz, "é inútil que o homem tente resistir a ele".

O evento da revelação, Octavio Paz o descreve num parágrafo inesquecível de *O arco e a lira*:

> Às vezes, sem causa aparente – ou, como dizemos em espanhol, *porque sí* –, vemos de verdade o mundo que nos rodeia. E essa visão é, a seu modo, uma espécie de teofania ou aparição, pois o mundo se revela para nós em suas dobras e abismos como Krishna diante de Ajurna. Todos os dias atravessamos a mesma rua ou o mesmo jardim; todas as tardes nossos olhos batem no mesmo muro avermelhado, feito de tijolos e tempo urbano. De

repente, num dia qualquer, a rua dá para outro mundo, o jardim acaba de nascer, o muro fatigado se cobre de signos. Nunca os tínhamos visto e agora ficamos espantados por eles serem assim: tantos e tão esmagadoramente reais. Sua própria realidade compacta nos faz duvidar: são assim as coisas ou são de outro modo? Não, isso que estamos vendo pela primeira vez já havíamos visto antes. Em algum lugar, no qual nunca estivemos, já estavam o muro, a rua, o jardim. E à surpresa segue-se a nostalgia. Parece que nos recordamos e quereríamos voltar para lá, para esse lugar onde as coisas são sempre assim, banhadas por uma luz antiquíssima e ao mesmo tempo acabada de nascer. Nós também somos de lá. Um sopro nos golpeia a fronte. Estamos encantados, suspensos no meio da tarde imóvel. Adivinhamos que somos de outro mundo.

Eu também ia seguro de mim mesmo, até que olhei nos olhos daquela moça e ela olhou nos meus...

Era uma tarde. Tomei o metrô. Estava lotado. Não havia lugares. Segurei-me num balaústre. Eu tinha planejado ler durante a viagem, mas naquela posição isso não era possível. Guardei meu livro e me entreguei a um outro tipo de literatura: a leitura dos rostos... Rostos são objetos oníricos. Cada um deles revela e esconde um sonho de amor. Os meus olhos iam de rosto a rosto, tentando adivinhar o que morava naqueles silêncios: "os corpos naqueles bancos, as almas por longes terras...". Minha imaginação fantasiava as terras por onde andavam aqueles corpos assentados. E assim eu ia, passando rostos como se fossem páginas de um livro.

Mas de repente minha leitura foi interrompida. Ao passar de um rosto para outro, meus olhos se encontraram com olhos que faziam comigo o que eu estava fazendo com os outros:

eles me liam. Era uma jovem. Nossos olhos se encontraram e seu olhar não se desviou. O que é raro. Quando olhos desconhecidos se encontram, eles procuram se defender por meio de um movimento automático: o olhar se desvia. O olhar silencioso do desconhecido é sempre sinistro. Mas os olhos dela não tiveram medo. E chegaram mesmo a sorrir discretamente.

Senti-me como Narciso. Eu me vi refletido naqueles olhos como Narciso se viu refletido na água da fonte. Minha imagem estava bonita. Aquele sorriso era a garantia de que ela via beleza em mim. E isso é tudo o que Narciso deseja – olhos que digam: "Como você é belo!". E assim fiquei, suspenso naquele momento romântico, tomado de felicidade. Pois felicidade é isto: quando lemos, no olhar do outro, a suprema declaração de amor que se pode fazer – "Ver o seu rosto me faz feliz...".

Foi então que ela falou. Não disse coisa alguma. Fez um gesto que dispensava palavras. Simplesmente levantou-se e me ofereceu o seu lugar... E a bolha mágica de felicidade em que eu me encontrava estourou, pelo toque de um gesto de gentileza...

Miserável gentileza! Eu teria preferido uma grosseria!

De fato, a imagem que ela via era bela. Mais que bela: era terna. Gostara de mim. Seu gesto era uma declaração de amor, quase um abraço. Mas a beleza que ela vira não era a beleza que eu desejava. Ela me amara por uma beleza que não era aquela que meu desejo queria ver. Seu gesto gentil destruiu a bela cena que minha fantasia pintara para colocar no seu lugar uma outra, também bela, mas de uma beleza diferente: uma jovem e um velho, manhã e crepúsculo, primavera e outono. Ela, jovem, bem podia continuar sua viagem de pé. Mas minhas pernas já deveriam estar cansadas de muito andar pela vida. O que teria ela sentido ao me ver? Saudades do pai já morto? Nostalgias pelo avô? Minha beleza estava pintada com cores crepusculares. Tudo isso foi dito naquele segundo quando ela me obrigou a assentar-me em seu lugar, com o seu gesto irrecusável.

Lembrei-me de versos de T.S. Eliot:

> *E eles dirão: "Seu cabelo, como está ralo!".*
> *Meu casaco distinto, meu colarinho impecável,*
> *Minha gravata elegante e discreta,*
> *confirmada por um alfinete solitário –*
> *Mas eles dirão: "Seus braços e pernas,*
> *que finos que estão!".*
>
> *[They will say: "How his hair is growing thin!".*
> *My morning coat, my collar mounting firmly to the chin,*
> *My necktie rich and modest,*
> *but asserted by a simple pin –*
> *They will say: "But how his arms and legs are thin!"]*

E, de repente, eu me vi como nunca me havia visto, iluminado por uma luz diferente, uma luz crepuscular. E, então, tudo mudou... De fato, "quando nos sentimos mais seguros, então acontece algo: um pôr de sol, o final de um coro de Eurípedes, um gesto delicado de uma mulher; e outra vez estamos perdidos". Se Monet estivesse presente é certo que ele teria notado a modulação da luz. E, quem sabe, até se sentisse tentado a pintar uma tela, tal como havia feito com os montes de feno, os rochedos, a catedral, as ninfeias...

III
O CREPÚSCULO

E foi assim que eu me descobri velho, ao ver a minha imagem refletida no espelho dos olhos daquela moça...

Os espelhos são objetos dotados de poderes estranhos. Borges confessou que eles lhe causavam horror. Edgar Allan Poe os cercou de cuidados precisos, e num tratado sobre decoração de casas que escreveu teve cuidado especial em determinar o lugar em que deveriam ser colocados: nunca numa posição em que uma pessoa pudesse ver sua imagem refletida neles, sem que o desejasse. De um espelho temos de nos aproximar com os devidos cuidados, para evitar o susto. Pois o susto de se ver refletido no espelho, sem se estar para isso preparado, pode ter consequências imprevisíveis. Borges relata o caso de um homem de uma tribo antártica que tombou morto de horror ao ver pela primeira vez sua imagem no espelho. Propriedade essa de que se valeu uma mulher, num desenho de Picasso, que mata um monstro usando o artifício de mostrar-lhe sua imagem refletida no espelho.

Segundo Borges, o terror dos espelhos deve-se ao seu poder de criar, no lado de dentro, um duplo do que existe do lado de fora. Mas pelo que conheço do assunto, discordo. O poder dos espelhos reside justamente no contrário: o seu poder para produzir do lado de fora um duplo do que não existe no lado de dentro. O espelho tem, assim, o poder de fazer existir o que não existe, pois o que está dentro dele não existe: é só um jogo de luz.

O corpo humano se metamorfoseia ao sabor das imagens especulares. "A metafísica do corpo se entremostra nas imagens", diz Drummond. O que é confirmado por Riobaldo: ele conhece as virtudes mágicas dos espelhos. "Ah, naqueles tempos eu não sabia, e hoje é que sei: que, para a gente se transformar em ruim ou em valentão, ah, basta se olhar um minutinho no espelho – caprichando de fazer cara de valentia; ou cara de ruindade!"

Por isso que a imagem que vi refletida nos olhos da moça – todos os olhos são espelhos com poder de vida e morte sobre quem olha lá dentro – não me causou tristeza. Causou foi medo. Fiquei com medo de que a imagem tomasse conta de mim, se apossasse do meu corpo, pois então eu estaria perdido.

Mas eu sei, do que aprendi de poesia, teologia, magia e psicanálise – pois esses são só nomes diferentes para uma mesma coisa inominável –, que as coisas não são o que são. Elas são os nomes que colocamos nelas. Milan Kundera chega mesmo a dizer que o amor começa no preciso momento em que ligamos o rosto da mulher amada a uma metáfora poética. Estranho mas verdadeiro: fazemos amor com os nomes...

Comecei então a procurar uma metáfora poética que eu pudesse ligar à imagem que eu vira no espelho dos olhos...

A ciência em nada me ajudou. Os estudos biológicos, psicológicos e sociológicos da velhice só me ofereceram descrições da anatomia da decomposição. E as promessas da geriatria não me entusiasmaram: promessas de adiamentos e protelações do inevitável... Tudo o que obtive foram espelhos semelhantes ao do desenho de Picasso que logo quebrei a fim de não cair fulminado de horror.

Mas eu sabia que mesmo águas barrentas podem refletir cenários luminosos e coloridos. Tal é o caso do desenho de Escher denominado *Poça de água* – a estrada enlameada, os sulcos barrentos deixados pelos pneus, e, na água empoçada, os reflexos dos pinheiros contra o céu azul.

Nietzsche nos perguntava se não sabíamos que éramos amados pelo brilho de eternidade em nosso olhar! Pensei, então, que a velhice não são os sulcos barrentos na estrada enlameada, mas os reflexos dos pinheiros contra o céu azul.

Aquela moça no metrô: será que ela viu pinheiros contra o céu azul espelhados nos meus olhos? Será que ela me amou (que ela me amou, disso não tenho a menor dúvida...) pelo brilho efêmero de eternidade no meu olhar? Não era precisamente esse brilho de eternidade que dava aos olhos de Monet a capacidade de pintar o momento em sua configuração efêmera?

Estranho isso – pois o que se pensa da eternidade é que ela é o tempo que não termina nunca. E agora estou sugerindo que a eternidade só aparece refletida no momento fugaz, como coisa fugaz. Ela é eterna não por sua duração no tempo, mas porque a Saudade (e escrevo essa palavra com maiúscula de propósito, por considerá-la divina!) dela não se esquece e fica o tempo todo esperando a sua volta, desejando que tudo seja um eterno retorno, como todo amante deseja, a ponto de Nietzsche haver elevado essa experiência psicológica ao *status* de fantasia metafísica – a vida como carrossel cujo giro não termina jamais, se repetindo sempre igual...

Pus-me então a procurar uma imagem em que o momento e o eterno aparecessem ao mesmo tempo. E o que vi aparecer diante de mim foi um crepúsculo. E pensei então que a velhice é o Ser, quando iluminado pela luz crepuscular. E com isso arranquei a velhice das engrenagens do tempo – da cronologia, da biologia, da geriatria – e ela se me revelou como aquele jardim encantado a que se referia Octávio Paz.

Foi no meio da "tarde imóvel" que a aparição encantada aconteceu.

E eu me senti do mesmo jeito, dominado pela nostalgia (haverá, por acaso, um crepúsculo que não seja nostálgico?), parecendo recordar, desejando voltar para lá...

A velhice como crepúsculo – a velhice como Beleza, uma criatura da estética.

Milan Kundera, em seu livro *A insustentável leveza do ser*, diz que o amor é uma entidade poética, que nasce com as imagens. "Já disse que as metáforas são perigosas", ele diz. "O amor começa com uma metáfora. Ou melhor: o amor começa no momento em que uma mulher se inscreve com uma palavra em nossa memória poética". Isso que ele diz sobre o amor entre um homem e uma mulher vale para todos os tipos de amor: se a gente ama a imagem, a gente ama a pessoa ou a coisa que nos evoca a imagem. E foi assim que começou o meu "caso de amor" com a velhice, com o rigor de um silogismo. Primeira premissa: eu sou velho; o gesto da moça do metrô o atesta. Segunda premissa: a velhice é a tarde imóvel, banhada por uma luz antiquíssima; a metáfora poética assim o declara. Terceira premissa: essa tarde imóvel me encanta, é bela. Conclusão: a velhice é bela como a tarde imóvel.

Essa imagem me trouxe grande alegria. Ela dava conteúdo sensível àquilo que eu estava sentindo. Agora eu podia falar sobre a velhice sem me envergonhar. E descobri que eu não estava sozinho. Muitos outros haviam tido revelação semelhante. A metáfora do crepúsculo, portanto, não era arbitrária. Ela continha uma verdade. Eu podia então falar sobre a velhice falando sobre o crepúsculo.

Tirei da estante *Os devaneios do caminhante solitário*. Rousseau, já velho, entregava-se a longas caminhadas pelos campos, e, ao final de uma delas, quando o dia já terminava, escreveu o seguinte:

> Havia alguns dias, acabara-se a vindima; os visitantes da cidade já se haviam retirado; os camponeses também deixavam os campos até os trabalhos do inverno. O campo ainda verde e vicejante, porém desfolhado em parte e já quase deserto, oferecia por toda parte a imagem da solidão e da aproximação do inverno. De seu aspecto resultava uma impressão ao mesmo tempo doce e triste, por demais análoga à minha idade e ao meu destino, para que não a aplicasse a mim.

A ciência desconfia das palavras. Com razão. Pois o cientista as trata como ferramentas, objetos de uso ao lado dos martelos e alicates, sem amor, só pela sua utilidade, livrando-se delas sem nenhuma dor tão logo deixem de servir aos seus propósitos. Pouco lhe importa que sejam feias ou bonitas: ele não as ama, não faz amor com elas, e nem é por elas amado. Compreende-se, portanto, que ele esteja permanentemente desconfiado, não acreditando no que dizem, e exigindo provas de tudo.

Na poesia é diferente. As palavras não são ferramentas; são amantes. Provas não são necessárias quando o corpo é tocado por elas. A verdade da palavra poética se confirma por aquilo que ela faz no corpo. "Les mots font l'amour", disse André Breton. Um poema é a música da orgia amorosa a que se entregam as palavras. Elas fazem amor entre elas. Mas fazem amor também com o corpo. "A palavra é uma leve substância química que opera as mais violentas transformações", diz Barthes. A prova da verdade da imagem poética está na "transformação" que ela opera sobre o corpo. Quando o corpo é penetrado pela palavra, ele entra em reverberação musical. Estremece. E essa reverberação é uma prova de que ambos, a poesia e o corpo, são feitos da mesma substância: o Verbo se fez carne, diz o poema sagrado; palavra e carne são a mesma coisa.

Mas não é qualquer palavra que tem tal poder. Apenas aquela que chama o seu vazio pelo nome, que diz o que lhe falta: palavra-saudade. (O que está em rigorosa simetria analógica à penetração sexual, seja a penetração do espaço vazio vaginal pelo *plenum* do pênis, seja a penetração do vazio que circunda o pênis pela plenitude vaginal que o abraça. O pênis e a vagina: não serão ambos uma saudade? Saudade do outro?)

E assim aconteceu. Não precisei pedir provas a Rousseau. Meu corpo reverberou. Quando o corpo estremece, a verdade da palavra está confirmada. O tremor do corpo atesta que eu e a palavra somos feitos de uma mesma substância. Sou o Verbo encarnado. Concluí: "É isso mesmo. Velhice é crepúsculo".

Por meio dessa transformação poética ficou fácil para mim falar sobre a velhice: bastava falar sobre o crepúsculo.

Ou falar sobre o outono. Porque os dois são nomes diferentes para a mesma coisa.

O crepúsculo é o dia chegando ao fim. O tempo se acelera: como se transformam rapidamente as cores das nuvens, no seu mergulho na noite! E, paradoxalmente, o tempo fica imóvel, paralisado num momento eterno. Por isso que o crepúsculo é um momento sagrado, de oração, quando o eterno se oferece a nós numa taça efêmera. Por isso cessa o trabalho. É momento de oração: *angelus*. Somente os sentidos atentos, em contemplação...

O outono é o crepúsculo do ano. A colheita terminou. Tudo fica frágil, à espera. As árvores começam a se queimar em cores vermelhas e amarelas, um grito de orgasmo, não se sabe direito se de beleza ou de morte. E o tempo se imobiliza na espera do inverno. Sim, imóvel como a folha de outono, à espera do próximo golpe de vento. Como ela é bela na eternidade daquele momento efêmero...

A beleza é sempre assim, a coincidência entre eternidade e despedida: aquilo que o amor deseja que exista eternamente lhe escapa por entre os dedos, é água, e ele só fica com o vazio. O Vinícius o disse no seu *Soneto da fidelidade*: "Que não seja eterno, posto que é chama, mas que seja infinito enquanto dure". Por isso ele mesmo confessava que a beleza lhe dava sempre vontade de chorar: toda beleza acontece sobre a despedida. Por isso a Adélia Prado diz que "o que é bonito enche os olhos de lágrimas". E vejam este trecho de Albert Camus:

> Céu de trovoada em agosto. Aragem escaldante. Nuvens negras. No entanto, do lado do nascente, uma faixa azul, delicada, transparente. Impossível fixá-la. A sua presença é uma tortura para os olhos e para a alma. Porque a beleza é insuportável. Ela desespera-nos, eternidade de um minuto que desejaríamos prolongar pelo tempo fora.

A obra de arte, poema, melodia, voo de dança, é a coisa que a alma produz como consolo para a nossa dor, um ato de bruxedo que invoca o retorno da beleza perdida. Aí invocamos os deuses... É preciso que eles existam para que aquilo que o tempo roubou nos seja devolvido. Talvez o poeta sagrado estivesse pensando nisso quando disse: "Lança o teu pão sobre as águas porque depois de muitos dias o encontrarás..." (Ecl. 11.1).

A poesia nasce do desejo de comunicar aos outros uma visão de beleza. Mas a experiência da beleza é coisa íntima, para ela não há palavras. "O que sinto", dizia Fernando Pessoa, "na verdadeira substância com que o sinto, é absolutamente incomunicável; e quanto mais profundamente o sinto, tanto mais incomunicável é". Para comunicar o incomunicável o poeta lança mão então de um artifício: ele diz uma coisa parecida com o seu sentimento, na esperança de que o outro irá entender. É isso que se chama metáfora: dizer "isso" para comunicar "aquilo", como na fórmula litúrgica, essência de toda poesia: "Esse pão é o meu corpo".

"Essa tarde de outono é o meu corpo", disse Rousseau. Robert Frost teve sentimentos muito parecidos com os de Rousseau numa manhã de outono. Mas não importa: no outono, todas as manhãs são crepúsculos. Também ele fez sua afirmação eucarística: "Essa manhã de outono é o meu corpo". Nas palavras de Bernardo Soares: "antes de começar nas coisas o outono começa em nós".

Oh! Silenciosa e tranquila manhã de outono!
Tuas folhas logo logo vão cair.
Se amanhã o vento soprar forte,
Todas juntas vão partir.

Piam pássaros na floresta
anunciando que amanhã se irão, de repente.
Oh! Silenciosa e tranquila manhã de outono,
faz as horas passar lentamente.

Meu coração compreenderá se o enganares;
engana-me com teus falares:
faz o dia parecer menos curto.
Soltando só uma folha pela manhã.
A outra, que só ao meio-dia se vá.
Uma de nossas árvores,
outra de acolá.

Retarda o sol com suave bruma,
Encanta os campos com sua verde espuma.

Devagar! Devagar!
Por amor às uvas amedrontadas,
já queimadas de geada:
seus bagos poderão gelar.
Devagar! Devagar!
Por amor às uvas amedrontadas,
desamparadas, ao longo da estrada...

De repente, no meio da tradução, percebi uma curiosa coincidência – mas seria mesmo coincidência? O nome do poeta, (Frost) é o mesmo da geada (*frost*):

Slow, slow!
For the grapes' sake, if they were all,
Whose leaves already are burnt with frost,
whose clustered fruit must else be lost –
For the grapes' sake along the wall.

As folhas sopradas pelo vento, deixando nus os galhos das árvores; a revoada dos pássaros, fugindo do frio; as uvas que não podem fugir e que por isso estão amedrontadas; a geada que chega queimando de morte o que não conseguiu fugir: a manhã de outono é o rosto do poeta. E ele sabia disso. E até transformou seu poema numa oração ao tempo, num pedido para que ele retardasse a caminhada do sol. E, caso isso fosse impossível, ele se contentaria em ser enganado: bastaria que os dias parecessem menos curtos...

Cecília Meireles era também um ser crepuscular. Também ela se via refletida nos espelhos das tardes...

Esse odor da tarde, quando começa o cansaço dos homens.
Quando os pássaros têm uma voz mais longa, já de despedida.
Declina o sol – esta é a notícia que a terra sente, na floresta
e no arroio.
Uma nova brisa percorre a murta e resvala na relva.
Docemente perdem as flores sua esperança, o perfume,
a memória.
Todos os dias assim, neste caminho de auroras e crepúsculo.
E então o odor da terra é uma exaltação de saudade,
um suspiro de consolos, também, e o orvalho que as plantas
formam,
com seus íntimos sumos, de silenciosa confidência,
parece igual à lágrima,
e cada folha, nas árvores,
é um outro rosto humano.

Vou à minha estante e tiro de lá o volume de poemas de Álvaro de Campos. A encadernação já se partiu ao meio e muitas páginas estão soltas. Reprovo-me. Deveria ter mais cuidado com os livros que amo. O amor apressado é estabanado. O livro me perdoará. Ele sabe que, se está assim, é pelo muito que o amo. A minha pressa se deve à hora em que escrevo: é crepúsculo...

Ah! o crepúsculo, o cair da noite, o acender das luzes nas
grandes cidades
E a mão de mistério que abafa o bulício,
E o cansaço de tudo em nós que nos corrompe
Para uma sensação exata e precisa e ativa da Vida!
Que inquietação profunda, que desejo de outras coisas,
Que nem são países, nem momentos, nem vidas.
Que desejo talvez de outros modos de estados de alma
Umedece interiormente o instante lento e longínquo!

Um horror sonâmbulo entre luzes que se acendem,
Um pavor terno e líquido às esquinas
Como um mendigo de sensações impossíveis
Que não sabe quem lhas possa dar...
Seja por esta hora que me leveis a enterrar,
Por esta hora que eu não sei como viver,
Em que não sei que sensações ter ou fingir que tenho,
Por esta hora cuja misericórdia é torturada e excessiva,
Cujas sombras vêm de qualquer outra coisa que não as coisas,
Cuja passagem não roça vestes no chão da Vida Sensível
Nem deixa perfume nos caminhos do olhar.
Cruza as mãos sobre o joelho, ó companheira que eu não tenho
nem quero ter.
Cruza as mãos sobre o joelho e olha-me em silêncio
A esta hora em que eu não posso ver que tu me olhas,
Olha-me em silêncio e em segredo e pergunta a ti própria
– Tu que me conheces – quem eu sou?...

A hora crepuscular interroga o poeta. O desejo de outras coisas... Que coisas? Ele não sabe. "A memória de qualquer coisa de que não me lembro esfria-me a alma", disse ele em outro lugar. Pode ser isso? Memória que não é memória, memória de algo esquecido, perdido o nome, perdido o rosto, só ficou o perfume... Foi-se o objeto, mas o seu Vazio ficou. Pois o Vazio nunca é vazio, pura e simplesmente, é sempre Vazio de algo, isso que tem o nome de Saudade. Sei que alguma coisa estava lá, porque do vazio sopra um vento frio. Sombras de coisas que não são coisas: nem países, nem momentos, nem vidas. Tão etéreas que nem mesmo conseguem perfumar o olhar. Haverá coisa mais diáfana que o perfume? Não, não é o crepúsculo, é a alma. Será que a alma é feita de substância crepuscular? A companheira: quem é ela? A morte? "Tu que me conheces", dize-me, "quem sou?".

Um dos livros mais lindos que já li é *A chama de uma vela*, de Gaston Bachelard. É uma meditação sobre a velhice. Mas o escritor, talvez por pudor, medo de que o leitor abandonasse o livro antes de lê-lo – pois quem se interessaria pela velhice? –, preferiu fazer silêncio. E, ao invés, falou sobre a chama de uma vela. Imagino que é provável que ele tivesse se sentido como eu, diante dos olhos de alguma mulher que lhe tivesse feito alguma gentileza. Ou como Frost, que via medo nas uvas já queimadas de geada. Bachelard também foi tocado pelas uvas outonais. Mas ele via nelas coisas que Frost não viu:

> Quando o sol de agosto já trabalhou as primeiras seivas, o fogo lentamente vem até o cacho. A uva clareia. O cacho transforma-se num lustre que brilha sob o abajour de folhas largas. Foi para cobrir o cacho de uvas que a pudica folha da vinha primeiro serviu.

Mesmo no outono – esse mergulho crepuscular do ano – o fogo do amor se levanta, maravilhoso testemunho da possibilidade da ressurreição dos mortos. O fogo vem até o cacho lentamente: lentamente, mas vem...

E o que é que cachos de uvas têm a ver com a chama de uma vela? É que as uvas são bagos que brilham como chamas. Alguma coisa ardente, doce, embriagante, que só fica madura quando o crepúsculo chega.

Estamos em meio à transformação estética dos símbolos, coisa em que Bachelard era alquimista incomparável. A Beleza é onipotente. Seu rosto velho é uva outonal, é vela que se prepara para morrer. A vela, essa chama modesta que silenciosamente faz seu trabalho de luz enquanto chora – suas lágrimas escorridas pelo seu corpo revelam o seu sofrimento – poderá haver metáfora mais bela do ser humano? Velamos na noite. A chama da vela é a imagem do escritor, refletida no espelho negro da escuridão. Nesse mundo de correspondências analógicas, Bachelard sabe que é possível tomar os valores do claro-escuro dos pintores como idênticos aos valores estéticos do psiquismo. É ao cair da noite que os claros-escuros se revelam. Ao meio-dia tudo é luz. Não há sutilezas. E assim, havendo sido salvo pela beleza, Bachelard pôde falar belamente sobre a sua velhice...

"A vela que se apaga é um sol que morre. A vela morre mesmo mais suavemente que o astro celeste. A chama morre bem: ela morre adormecendo".

E assim, pelo poder mágico da poesia, a velhice se transformou numa bela cena: uma tela. Paro diante dela e a contemplo com a felicidade tranquila de quem contempla uma tela de Monet, um sol que se põe ou a chama de uma vela...

IV
FUI SEMPRE ASSIM...

Mas então, ao me dar conta dos sentimentos que a bela cena provocava em mim, percebi que eles tinham estado comigo desde que eu era menino.

O que aconteceu naquele vagão de metrô foi uma experiência de revelação. A revelação não é nunca o encontro com uma coisa nova, nunca vista. Ela é sempre uma experiência de reconhecimento.

Sim, há muito tempo eu tinha consciência de não ser mais jovem. Os colegas professores, em início de carreira, dirigiam-se a mim como "senhor". Alguns chegavam mesmo a tratar-me de "doutor". Respeito, pode ser. Estabelecimento de distância, certamente. O fato é que eu não era convidado para as suas festinhas. Eu era um estranho.

Diariamente o espelho me dava informações sobre a minha idade. Há, é claro, eventos perturbadores tais como aquele relatado por Gustavo Corção: o homem, na rua do Ouvidor, para diante de uma loja, e vê lá dentro uma figura que lhe é muito familiar. Com certeza conhece aquele ancião, embora não seja capaz de se lembrar do seu nome. Cumprimenta-o respeitosamente tirando o chapéu, gesto que é duplicado pelo homem, só que com a mão esquerda...

Mas o espelho do meu banheiro preservava-me de tais equívocos; aquele que estava lá só poderia ser eu.

Mais perturbadoras que os espelhos são as fotografias. O espelho só conhece o presente. Não tem memória. Não consegue "salvar" imagens. Retirado o rosto, a imagem desaparece. As fotografias, ao contrário, são imagens congeladas. Dizem-me como já fui. O que levou Barthes a dizer que nas fotografias encontramos sempre a imagem da morte. Posso colocar, lado a lado, o meu rosto que foi há dez anos e o meu rosto que hoje é. Sobre as duas fotos posso até escrever "Antes" e "Depois". A justaposição das imagens impõe a comparação. A comparação me faz sofrer.

Assim, eu sabia que tinha envelhecido: fato cronológico, externo, objetivo, científico. A velhice cronológica faz o meu corpo contemporâneo e... (Aqui meu pensamento tropeçou. "Contemporâneo" vem do latim *cum* + *tempus*, eventos que acontecem no mesmo tempo. Eu queria uma palavra que dissesse a mesma coisa em relação ao espaço, nascida da junção de *cum* + *spatium*. Não a encontrei. Mas encontrei "contiguidade", de etimologia mais bonita: *cum* + *tangere*, *tangere* significando "tocar". Assim, coisas que se roçam, que se tocam) contíguo das cercas e seus mourões apodrecidos osteoporóticos, das casas com seus encanamentos entupidos em vias de enfarto, das máquinas gastas e enferrujadas com seus guinchos asmáticos e gemidos artríticos...

Corpos, cercas, casas, máquinas, todos envelhecem do mesmo jeito: o que era novo, com a passagem do tempo, vai ficando velho.

A revelação, então, não foi da minha velhice cronológica. O gesto daquela moça no metrô foi magia que abriu os meus olhos. Eles não estavam abertos. Angelus Silésius, místico medieval para quem teologia era poesia, assim escreveu:

> *O homem tem dois olhos.*
> *Um somente vê o que se move no tempo que passa.*
> *O outro,*
> *aquilo que é divino e eterno.*

Quando esse olho se abre descobrimos que somos velhos não por causa do tempo que passa mas porque dentro de nós moram eternidades.

Foi isso que Octavio Paz sentiu: não a sua velhice, mas a eternidade que morava no seu corpo:

> (...) isso que estamos vendo pela primeira vez, já havíamos visto antes. E à surpresa segue-se a nostalgia. Parece que nos recordamos e quereríamos voltar para lá, para esse lugar onde as coisas são sempre assim, banhadas por uma luz antiquíssima e ao mesmo tempo acabada de nascer.

Eliot ainda não havia alcançado os 30 anos e já escrevia: "Envelheço, envelheço...". Todos os poetas já nascem velhos. A poesia é a forma musical da velhice.

Inverte-se a ordem natural do tempo. "Muito cedo na minha vida ficou tarde demais. Quando eu tinha dezoito anos já era tarde demais. Aos dezoito anos envelheci" – Marguerite Duras conhecia o sentido daquilo que estou dizendo.

De Miguilim, menininho da roça, dizia o narrador que todo dia "ele bebia um golinho de velhice". "Os dias não cabiam dentro do tempo. Tudo era tarde".

Mas tudo isso que disse está dito de jeito justo e definitivo numa frase do Riobaldo: "Toda saudade é uma espécie de velhice...". "Tem horas antigas que ficaram muito mais perto da gente do que outras de recente data".

Confesso que ao ver o que vou escrever me espantei. Porque não me preparei para isso. Não estava nas minhas anotações. Sentimento parecido com o de Álvaro de Campos, que dizia: "Depois de escrever, leio... Por que escrevi isto? Onde fui buscar isto? De onde me veio isto?". Percebi, num relance, que quando a moça, no metrô, ofereceu-me o seu lugar, reduzindo a cacos o meu vitral romântico, passado o susto inicial dos cacos espalhados pelo chão, senti uma lufada de ar fresco no meu rosto e vi, lá fora, cenários luminosos e coloridos que eu ignorava.

Há uma velhice em que as coisas amadas vão ficando cada vez mais distantes, perdidas no mar do esquecimento. E há uma outra velhice em que as coisas amadas perdidas voltam, ressuscitadas pela magia da saudade: "Tem horas antigas que ficaram muito mais perto da gente do que outras de recente data...". A saudade não permite o envelhecimento. Nela os objetos amados estão eternamente jovens. Quem sabe Deus é saudade, o poder de juventude eterna? De novo, Octavio Paz: "Parece que nos recordamos e quereríamos voltar para lá, para esse lugar onde as coisas são sempre assim, banhadas por uma luz antiquíssima e *ao mesmo tempo acabada de nascer...* Nós também somos de lá".

O que eu via não era velhice: o que eu via era juventude.

Senti como se fossem minhas as palavras de William Blake:

Ver a eternidade num Grão de Areia
E um Céu numa Flor Agreste.
Segurar o Infinito na palma da sua mão
E a Eternidade em uma hora...

Passada a surpresa estética da descoberta da velhice como crepúsculo, dei-me conta de que aquilo que eu via pela primeira vez era o que eu sempre tinha visto. Ao final de minhas explorações eu retornava ao lugar de onde partira. O crepúsculo morara sempre dentro de mim. Ainda menino, eu já tinha um olhar crepuscular. Aquilo que eu via era, na realidade, o que eu sempre fora. Isso explicava a incompreensível nostalgia que sempre me acompanhara. O gosto pela solidão. O medo de morrer. O desejo de morrer. A vontade de chorar diante da beleza. A necessidade de deuses que retardassem o sol...

Lembrei-me da coluna de Memnon. A coluna de Memnon era uma gigantesca estátua do faraó Amenofis III, construída entre o Nilo e o vale dos reis. Diz a lenda que quando os primeiros raios do sol, pela manhã, iluminavam a estátua, ela reverberava e produzia um som musical. Pensei então que a velhice era coisa parecida: quando os olhos são atingidos pela luz do sol poente, o corpo reverbera, e dele sai uma melodia eternamente jovem...

E me achei, então, muito bonito...

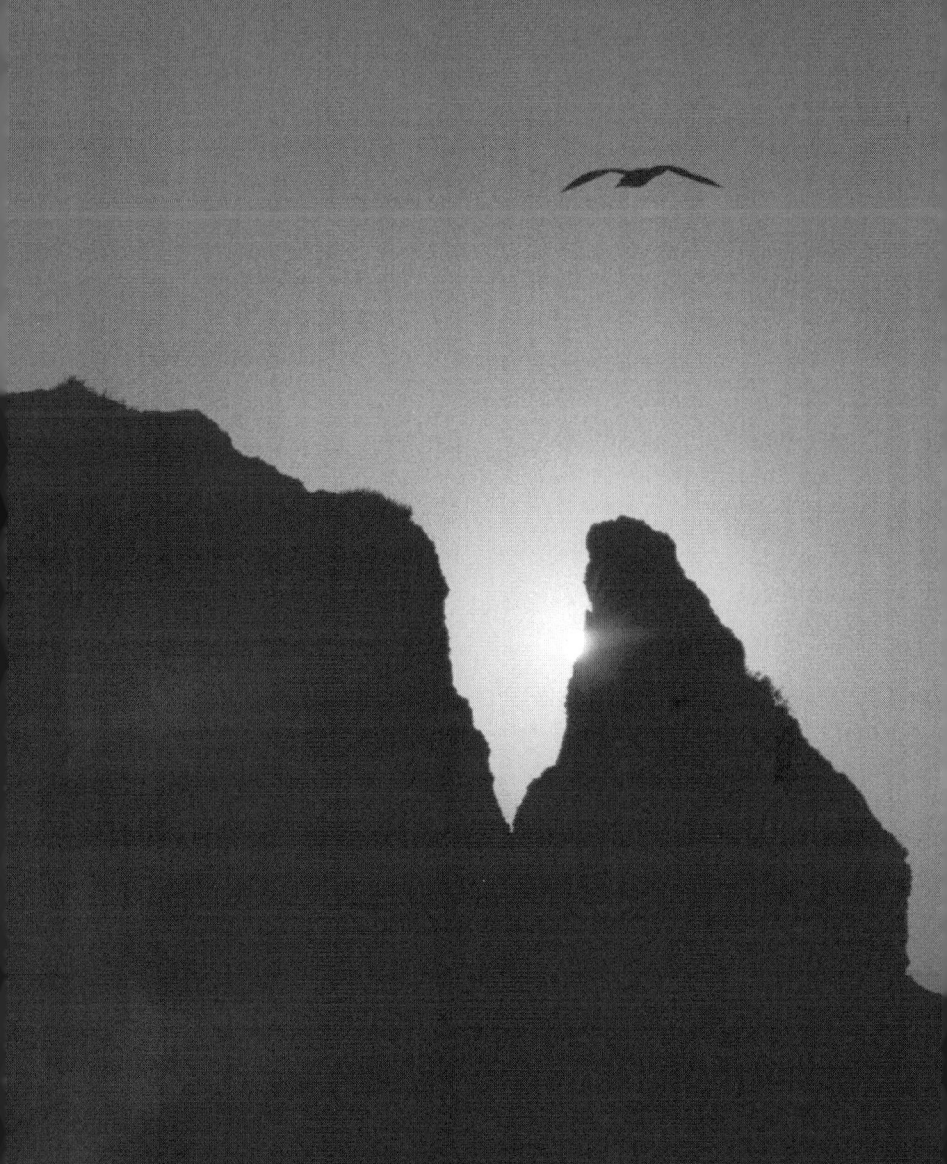

A COMUNHÃO

V
O RIO

Diz a Adélia Prado que Deus, vez por outra, a castiga. Tira-lhe a poesia. Ela olha para uma pedra, e só vê pedra mesmo. A poesia nasce por obra de uma potência do olhar, que faz incidir sobre os objetos a sua luz mágica, transformando-os em vidro. Podem ou ficar transparentes, deixando que se veja através deles (como é o caso do Cristo da tela *Última ceia*, do Salvador Dalí), ou transformar-se em espelhos, passando então a mostrar imagens refletidas de coisas ausentes, como demonstrou Lewis Carroll, fazendo a Alice atravessar o vidro e entrar dentro do mundo das imagens especulares. Escher, o desenhista holandês, fez uma linda gravura sobre isso. Assim são as entidades com que os poetas fazem seus poemas: objetos oníricos, porta-sonhos.

Bachelard olhou para a chama de uma vela que se apagava. Objeto onírico. Mas viu mais do que isso. Viu um sol que morria. Continuou a olhar e o sol morrente transformou-se em outra coisa: "Chama úmida, líquido ardente, a escorrer para o alto, para o céu, como um riacho vertical".

Ao meio-dia o céu é uma abóbada de ágata azul, imóvel e eterna. Ao crepúsculo a pedra se liquefaz, muda-se o azul em amarelo, verde, rosa, laranja, roxo, até desaparecer no abismo negro da cachoeira da noite.

Tudo o que é sólido se liquefaz ao crepúsculo. "Ninguém pode entrar no mesmo rio duas vezes", dizia Heráclito: o Ser do rio é o seu permanente deixar de ser. Posso bem imaginar que essa foi a tristeza de Narciso que o levou à morte: a beleza de seu rosto era líquida, não podia ser tida, escorregava e desaparecia sempre que as mãos tentavam agarrá-la. O crepúsculo e o rio informam-nos de que nada temos. É impossível somar. Só podemos subtrair... Somos, não por acidente, mas metafisicamente, inescapavelmente, pranteadores. "O rio é viageiro de si mesmo, é a sua própria viagem", diz Heládio Brito num de seus poemas. O rio é um permanente fazer-se distante do que estava próximo, tudo é despedida. "Todo cais é uma saudade de pedra", disse Álvaro de Campos. O cais é o lugar onde o sólido mergulha no líquido. O que fica é o espaço vazio...

Divagando como psicanalista sobre a filosofia de Parmênides, e não como filósofo, pois aos filósofos a divagação é proibida, imagino que o seu pensamento nascia sob a luz do meio-dia, quando tudo parece parado, o tempo suspenso, o Ser aparecendo como coisa imóvel e eterna. Heráclito, entretanto, o filósofo do fogo e do rio, certamente amava deixar seus pensamentos serem levados pelas águas do rio, especialmente quando nele se refletiam as cores do sol morrente. Ele poderia ter repetido, como poeta taoísta, o curto verso que tudo resume: "O som da água diz o que eu penso". Que grandes amigos poderiam ter sido Heráclito e Monet. Monet passava o dia inteiro pintando seguidas telas do mesmo monte de feno. Perdão, foi um lapso... Se ele me ouvisse dizendo "o mesmo" monte de feno, ele me corrigiria e me diria que a luz é um rio que corre, e que a cada modulação da luz o monte de feno transforma-se em outro. Da mesma forma como não se pode entrar duas vezes no mesmo rio, não se pode pintar duas vezes o mesmo objeto. Tudo é líquido e... incerto...

No seu livro *Tao – O caminho das águas*, Alan Watts diz o seguinte:

> Especialmente à medida que se vai ficando velho, torna-se cada vez mais evidente que as coisas não possuem substância, pois o tempo parece passar cada vez mais rápido, de forma que nos tornamos conscientes da liquidez dos sólidos; as pessoas e as coisas ficam parecidas com reflexos e rugas efêmeras na superfície da água.

Guimarães Rosa escreveu um dos contos mais misteriosos que já li: "A terceira margem do rio". Um conto misterioso é um conto que permanece nos pensamentos, como enigma não resolvível. É a estória de um pai que, num certo momento de sua vida, resolveu trocar terra sólida, casa, mulher e filhos pelas águas do rio. Mandou fazer uma canoa de madeira boa que durasse pelo menos 30 anos, e, indiferente às vociferações verrumosas da mulher, e sem dar explicação alguma, pegou a canoa, fez um adeus com os olhos e entrou no rio, para nunca mais voltar. Não, ele não foi embora para um outro lugar. Não desapareceu. Geralmente se usam a canoa e o rio para ir a algum lugar. Ele usou canoa e rio para ir a lugar nenhum, só para ficar no rio, navegando. "A terceira margem do rio": estranho título este, porque os rios só têm duas margens. O que seria ela, a terceira margem? O tempo? Talvez fosse isso: a terceira margem do rio são as areias e espumas que o rio vai deixando, na cabeça da gente, na forma de palavras e poemas. *Tempus fugit*: "Não é eterna, posto que é chama" – é só o que o rio diz.

Guimarães Rosa fez uma estranha confissão. Disse que gostaria de ser um crocodilo,

> (...) porque amo os grandes rios, pois são profundos como a alma dos homens. Na superfície são muito vivazes e claros, mas nas profundezas são tranquilos e escuros como os sofrimentos dos homens. Amo ainda mais uma coisa de nossos grandes rios: sua eternidade. Sim, rio é uma palavra mágica para conjugar eternidade...

Curioso isto, que no rio o efêmero e o eterno estejam juntos...

Vaseduva, o barqueiro, fora discípulo do rio por toda a vida. E aprendera tanto que até podia dar lições a Sidarta: "O rio me ensinou a escutar", disse Vaseduva a Sidarta... "O rio sabe todas as coisas. Dele podem-se aprender todas as coisas. As vozes de todas as criaturas vivas podem ser ouvidas na sua voz. E assim eles se assentavam juntos, no tronco de árvores, ao cair da noite. Ouviam a água em silêncio, água que para eles não era só água, mas a voz da vida, a voz do Ser, da Transformação eterna..."

VI
OS IPÊS ESTÃO FLORIDOS

Thoureau, que amava muito a natureza, escreveu que se um homem resolver viver nas matas para gozar o mistério da vida selvagem, será considerado pessoa estranha ou talvez louca. Se, ao contrário, se puser a cortar as árvores para transformá-las em dinheiro (muito embora vá deixando a desolação por onde passe), será tido como homem trabalhador e responsável. Lembro-me disso todas as manhãs, pois na minha caminhada para o trabalho passo por um ipê-rosa florido. A beleza é tão grande que fico ali parado, olhando sua copa contra o céu azul. E imagino que os outros, encerrados em suas pequenas bolhas metálicas rodantes, em busca de um destino, devem imaginar que não funciono bem.

Gosto dos ipês de forma especial. Questão de afinidade. Alegram-se em fazer as coisas ao contrário. As outras árvores fazem o que é normal – abrem-se para o amor na primavera, quando o clima é ameno e o verão está para chegar, com seu calor e chuvas. O ipê faz amor justamente quando o inverno chega, e a sua copa florida é uma despudorada e triunfante exaltação do cio.

Conheci os ipês na minha infância, em Minas, os pastos queimados pela geada, a poeira subindo das estradas secas e, no meio dos campos, os ipês solitários, colorindo o inverno de alegria. O tempo era diferente, moroso como as vacas que voltam em fim de tarde. As coisas andavam ao ritmo da própria vida, nos seus giros naturais. Mas agora, de repente, essa árvore de outros espaços irrompe no meio do asfalto, interrompe o tempo urbano de semáforos, buzinas e ultrapassagens, e eu tenho de parar ante essa aparição do outro mundo. Como aconteceu com Moisés, que pastoreava os rebanhos do sogro, e viu um arbusto pegando fogo, sem se consumir. Ao se aproximar para ver melhor, ouviu uma voz que dizia: "Tira as sandálias dos teus pés, pois a terra em que pisas é santa". Acho que não foi sarça ardente. Deve ter sido um ipê florido. De fato, algo arde, sem queimar, não na árvore, mas na alma. E concluo que o escritor sagrado estava certo. Também eu acho sacrilégio chegar perto e pisar as milhares de flores caídas, tão lindas, agonizantes, tendo já cumprido sua vocação de amor.

Mas sei que o espaço urbano pensa diferente. O que é milagre para alguns é canseira para a vassoura de outros. Melhor o cimento limpo que a copa colorida. Lembro-me de um pé de ipê, indefeso, com sua casca cortada a toda volta. Meses depois, estava morto, seco. Mas não importa. O ritual de amor no inverno espalhará sementes pela terra e a vida triunfará sobre a morte, o verde arrebentará o asfalto. A despeito de toda a nossa loucura, os ipês continuam fiéis à sua vocação de beleza, e nos esperarão tranquilos. Ainda haverá de vir um tempo em que os homens e a natureza conviverão em harmonia.

Agora são os ipês-rosas. Depois virão os amarelos. Por fim, os brancos.

Cada um dizendo uma coisa diferente. Três partes de uma brincadeira musical, que certamente teria sido composta por Vivaldi ou Mozart, se tivessem vivido aqui.

Primeiro movimento, "Ipê-Rosa", *andante tranquilo*, como o coral de Bach que descreve as ovelhas pastando. Ouve-se o som rural do órgão.

Segundo movimento, "Ipê-Amarelo", *rondo vivace*, em que os metais, cores parecidas com as do ipê, fazem soar a exuberância da vida.

Terceiro movimento, "Ipê-Branco", *moderato*, em que os violoncelos falam de paz e esperança.

Penso que os ipês são uma metáfora do que poderíamos ser. Seria bom se pudéssemos nos abrir para o amor no inverno...

Corra o risco de ser considerado louco: vá visitar os ipês. E diga-lhes que eles tornam o seu mundo mais belo. Eles nem o ouvirão e não responderão. Estão muito ocupados com o tempo de amar, que é tão curto. Quem sabe acontecerá com você o que aconteceu com Moisés, e sentirá que ali resplandece a glória divina.

VII
AS TARDES DE OUTONO

Prefiro o outono.

Acho-o mais bonito, mais sábio, mais tranquilo.

A primavera é linda, cheia de cores, cios e odores. Mas não me comove. Não encontro nela lugar para a saudade. Por isso lhe falta aquela gota de tristeza que mora em toda obra de arte. É que ela existe na paradisíaca inconsciência do fim...

O verão é diferente. Excita meu lado de fora, e me transforma em sol, céu, mar. Misturo-me com seu universo luminoso, quente e suarento, cheio de cachoeiras e limonadas geladas. Tudo me convida a não pensar. A só rir, gozar, usufruir. Como diz o Fernando Pessoa, pensamento é doença dos olhos. Ao que eu acrescentaria: do corpo inteiro. A gente pensa quando o dente dói, quando o sapato aperta, quando a azia queima, quando o coração tropeça. O corpo saudável é transparente. Sai de si e fica todo no mar, no céu, no sol. É a doença que o torna opaco. O verão faz este milagre comigo: esvazia-se de mim, e eu me perco (eroticamente) nos seus braços...

Mas o outono me chama de volta. Devolve-me à minha verdade. Sinto então a dor bonita da nostalgia, pedaço de mim de que não posso me esquecer.

Primeiro é aquele friozinho pelas manhãs e pelas tardes. O verão já se foi. Fica, dentro, o sentimento de que tudo é despedida. O outono tem memória. Coisa de que se precisa para se ter saudade. E saudade, como nos ensinou Riobaldo, é uma espécie de velhice.

Depois são as cores. O céu, azul profundo, as árvores e a grama de um outro verde, misturado com o dourado dos raios de sol inclinados. Tudo fica mais pungente ao cair da tarde, pelo frio, pelo crepúsculo, o que revela o parentesco entre o outono e o entardecer. O outono é o ano que entardece.

E as tardes, como se sabe, são aquele tempo do dia quando tristeza e beleza se misturam. E o mundo de dentro reverbera com o mundo de fora. Jorge Luis Borges estava certo: a gente vai andando, solidamente, e de repente vê um pôr do sol, e está perdido de novo. É que o pôr do sol é mais que pôr do sol. É "este poente precoce e azulando-se o sol entre farrapos finos de nuvens, enquanto a lua é já vista, mística, no outro lado" (Fernando Pessoa); "Uma última cor penetrando nas árvores até os pássaros, e este cantar de galos e rolas, muito longe" (Cecília Meireles). Quando tudo se aquieta, e o tempo diz sua passagem nas cores que se sucedem, o rosa, o vermelho, o marrom, o roxo, o negro... Sabe-se então que o fim chegou. Pôr do sol é metáfora poética, e se o sentimos assim é porque sua beleza triste mora em nosso próprio corpo. Somos seres crepusculares. É por isso que essa é a hora do terror noturno, quando as pessoas, lembrando-se do seu parentesco com as aves, voltam ansiosas para casa, e acendem as luzes que não se apagam.

Gosto de ver os balões que sobem... Sei que são proibidos. Mas são belos. Não ficariam bonitos nem de manhã nem ao meio-dia. São entes do crepúsculo. É preciso que a luz já esteja indo para que sua beleza (e riso) apareça, ao entardecer. Cada balão não será isto? Um grande riso ao cair da noite...

Há os prazeres da primavera.

Há os prazeres do verão.

Mas há uma alegria que só surge no outono. Quem, espantado pelo terror noturno, se refugia em casa não pode ver nem a beleza do crepúsculo nem o riso dos balões. Esses são prazeres que se dão somente àqueles que suportam o frio e as cores que mergulham no escuro.

O que me faz lembrar aquela deliciosa estória zen:

> Um homem ia pela floresta quando ouviu um rugido terrível. Era um leão. Ele teve muito medo e se pôs a correr. Mas a floresta era densa e o sol já se estava pondo. Não viu por onde ia e caiu num precipício. No desespero, agarrou-se a um galho que se projetava sobre o abismo e lá ficou. Foi quando, olhando para a parede do precipício, viu uma pequena planta que ali crescia. Era um pé de morangos. Nela havia um morango vermelho. Estendeu o seu braço e o colheu. E comeu.

Aqui termina a estória.

Há morangos que se comem sobre o abismo.

Balões que só sobem ao crepúsculo.

E belezas que só existem no outono.

É preciso beber a taça, até o fim.

VIII
O OUTONO

Foi-se, finalmente, o verão, não sem antes fazer algumas grosserias: trovejou, relampejou, choveu, inundou. Não queria ir embora. Compreendo. Queria ficar para ver e namorar o outono, que é muito mais bonito que ele. Verão quarentão: recusava-se a aceitar os sinais da passagem do tempo. Não queria dizer adeus. Gostaria de ficar. A vida é tão boa! Mas o tempo é implacável. O Sol lhe disse que a hora do seu adeus havia chegado. Foi se inclinando no céu, suas viagens cada vez mais curtas, as noites mais longas, o crepúsculo chegando mais cedo, as manhãs chegando mais tarde. O vento antes convidava a que se tirasse a camisa. Agora ele causa arrepios e chama os agasalhos das gavetas onde dormiam. O céu fica mais azul. Deve ter sido numa tarde de outono que os Beatles compuseram aquela balada que canta "(...) because the sky is blue it makes me cry...". E o verde das plantas fica mais verde. No verão, o excesso de luz ofusca as cores. No outono, a luz fica mais mansa e as cores desabrocham como flores. O verão é inquieto. Tudo nele convida a sair e a agir. O outono é tranquilo, introspectivo, convida ao recolhimento e à meditação. É um convite ao pensamento.

Gosto especialmente das suas tardes. O verão é estação do meio-dia. O outono vive mais ao sol que se põe. E como são belos os dois, outono e tardes. Há uma pitada de tristeza misturada no ar. "O que é bonito enche os olhos de lágrimas", diz a Adélia. Os dois se parecem porque os dois estão cheios de *adeus*.

> *A tarde*
> *... é este sossego do céu*
> *com suas nuvens paralelas*
> *e uma última cor penetrando nas árvores*
> *até os pássaros.*
> *É esta curva dos pombos, rentes aos telhados,*
> *este cantar de rolas, muito longe;*
> *e, mais longe, o abrolhar de estrelas brancas,*
> *ainda sem luz...* (Cecília Meireles)

Na cidade onde eu vivi, no interior de Minas, ao crepúsculo se tocava a *Ave-Maria*, e era como se toda a natureza parasse e rezasse. Eu gostava de ficar olhando para as árvores: havia uma imobilidade absoluta no ar. Nem um único tremor perturbava a tranquilidade pensativa das folhas. E as nuvens ao poente se coloriam de verde-claro, passando pelos amarelos, laranjas e vermelhos, até o roxo, que se preparava para desaparecer na escuridão. Tudo belo. Tudo triste. E pensamos pensamentos diferentes daqueles de durante o dia. Para Wordsworth, "as nuvens que se ajuntam ao redor do sol que se põe ganham seu colorido triste de olhos que têm atentamente observado a mortalidade dos homens".

O crepúsculo e o outono nos fazem retornar à nossa verdade. Dizem o que somos. Metáforas de nós mesmos, eles nos fazem lembrar que somos seres crepusculares, outonais. Também somos belos e tristes... Como o verão quarentão, também nós não queremos partir... Paul Bouget nos diz:

> Quando, ao sol que se põe, os rios ficam rosados
> e um leve tremor percorre os campos de trigo,
> parece das coisas surgir uma súplica de felicidade
> que sobe até o coração perturbado.
> Uma súplica de degustar o encanto de se estar no mundo
> enquanto se é jovem e a noite é bela.
> Pois nós vamos,
> como se vai esta onda:
> Ela, para o mar,
> nós, para a sepultura.

Quem quer que pare para ouvir as vozes do outono e da tarde perceberá que, de dentro da sua beleza, nos falam a nossa vida e a nossa morte. Nada mórbido. Só podem viver bem aqueles que aprendem a sabedoria que a morte ensina.

Foi assim que o professor de literatura, no filme *Sociedade dos poetas mortos*, iniciou o aprendizado dos seus alunos. Vocês se lembram? Levou-os até uma fotografia onde se encontravam, imobilizadas sobre o papel, pessoas. Agora todas estavam mortas. Também nós, um dia. A lição da poesia é que é preciso contemplar o crepúsculo no horizonte para sentir a beleza incomparável do momento. Cada momento é único. Não há tempo para brincadeiras. *Carpe diem*: colha o dia, como algo que nunca mais se repetirá, como quem colhe um crepúsculo, "antes que se quebre a corrente de prata, e se despedace a taça de ouro..." (Eclesiastes 12.6). Beba cada momento até as últimas gotas. É preciso olhar para o abismo face a face, para compreender que o outono já chegou e que a tarde já começou. Cada momento é crepuscular. Cada momento é outonal. Sua beleza anuncia seu iminente mergulho no horizonte.

Quando o sol está a pino essas ideias não nos perturbam. Tudo parece estar bem. Há muito tempo ainda. As rotinas do trabalho ocultam a nossa verdade. Mas elas não podem impedir nem que a tarde chegue, com suas cores de adeus, nem que o outono chegue, anunciando a proximidade do inverno. E eles nos forçam a ter pensamentos diferentes, pensamentos de solidão. São mestres silenciosos. Se prestarmos atenção e ouvirmos o que nos dizem, ficaremos sábios. Porque sabedoria é isto: contemplar o abismo sem ser destruído por ele. Nas palavras de Rilke, "conter a morte, a morte inteira, docemente, sem se tornar amargo".

IX
O VOO DOS PÁSSAROS, À TARDE...

"Se durante o dia o voo dos pássaros parece sempre sem destino, à noite dir-se-ia reencontrar sempre uma finalidade. Voam para alguma coisa. Assim, talvez, na noite da vida..." Camus tinha 29 anos quando escreveu essas palavras em seu caderno de notas. Esse texto só pode ter sido escrito no final da tarde: sai dele uma luminosidade crepuscular. Naquele mesmo dia, Camus já pintara uma paisagem matutina: "Um domingo de manhã cheio de vento e sol. Em volta do grande lago o vento espalhava as águas da fonte, os barcos minúsculos sobre a água enrugada e as andorinhas em redor das grandes árvores".

Textos são como cenários: neles brilha a luz sob a qual foram escritos. Nisso são irmãos das telas de Monet. Esse texto é poesia. Foi construído com metáforas.

Se deseja saber mais sobre metáforas veja o filme *O carteiro e o poeta*. Seria uma bela forma de celebrar a passagem do ano. Você ficaria feliz. E pode até ser que um milagre aconteça e você descubra ser poeta, tal como o carteiro que entregava a correspondência de Pablo Neruda – o único a receber cartas naquela aldeia de pescadores de redes tristes, todos analfabetos. Metáfora é quando se desenha o próprio rosto com imagens pescadas do mundo. Os rostos dos poetas se pintam com barcos, peixes, redes, pássaros, voos, manhãs, crepúsculos... No caso de Neruda, até mesmo fogo, fumaça e cebolas...

O rosto matutino de Camus aparece pintado no voo das andorinhas ao redor das grandes árvores. Não voam para lugar algum. Ao meio-dia os lugares não chamam. Por isso elas voam em círculos, sem destino certo. Sob a luz do crepúsculo, o rosto do escritor se transforma. O crepúsculo é hora da nostalgia. Chegam ao corpo melodias vindas de lugares antiquíssimos, quase esquecidos. O corpo ouve o seu chamado. Deseja voltar. Aí os pássaros deixam de voar em círculos e passam a voar como flechas.

O texto termina com uma frase não terminada: "Assim, talvez, na noite da vida...". É uma confissão de poesia: não era sobre o voo dos pássaros que ele falava ao falar sobre o voo dos pássaros. Falava sobre ele mesmo, sobre a inevitável noite da vida, quando ele ouviria o chamado e saberia para onde ir. Será que é só sob a luz do crepúsculo que nos tornamos sábios?

O ser e o pensamento flutuam ao sabor da luz. Ao meio-dia o céu é um lago-espelho de ágata azul. Nada se move. O tempo não existe. Tudo é eterno. Ao crepúsculo, entretanto, o lago imóvel se transforma em rio. Rapidamente as cores se sucedem, o azul vira amarelo, o amarelo passa ao verde, ao rosa, ao laranja, ao vermelho, ao roxo, para, finalmente, mergulhar em cachoeira no negro da noite: *Tempus fugit*.

Divagando como psicanalista sobre a filosofia de Parmênides, imagino que seu pensamento nascia sob a luz do meio-dia, o tempo suspenso, todas as coisas paradas, o Ser brilhando como esfera imóvel e eterna. "Apenas as pedras existem", ele poderia ter dito. "Tudo o mais é ilusão." Mas Heráclito, o filósofo do fogo e do rio, certamente pensava ao sabor das cores do crepúsculo, quando as pedras se transformam em rio. "Tudo flui. Nada permanece. Somente os rios existem. Todas as pedras são ilusão."

Camus, no mesmo caderno, pinta um outro crepúsculo: no céu poente coberto de nuvens negras, uma delicada faixa azul transparente. "A sua presença é uma tortura para os olhos e para a alma", ele diz. "Porque a beleza é insuportável. Ela desespera-nos, eternidade de um minuto que desejaríamos prolongar pelo tempo afora."

O crepúsculo faz chorar. A beleza faz chorar. Choramos porque o crepúsculo somos nós. Somos belos e efêmeros como o crepúsculo. O crepúsculo nos dá lições sobre o nosso ser. Releio o poema da Cecília Meireles:

> *Este odor da tarde, quando começa o cansaço dos homens*
> *quando os pássaros têm uma voz mais longa, já de despedida,*
> *Declina o sol – esta é a notícia que a terra sente, na floresta e no arroio...*
> *E então o odor da terra é uma exalação da saudade,*
> *um suspiro de consolos, também, e o orvalho que as plantas formam*
> *parece igual à lágrima*
> *e cada folha, nas árvores, é um outro rosto humano.*

Amo os crepúsculos. Ajudaram-me a amar o rio, o tempo que passa. Rios e crepúsculo são a mesma coisa. A revelação poética me veio quando me percebi velho, mas descobri também que o crepúsculo morou em mim desde que eu era menino, do jeito mesmo como acontecia com o Miguilim, para quem toda manhã já era tarde. As cores e o tempo do crepúsculo tornaram-me um pouco mais sábio. Para ficar sábio é preciso ser discípulo da morte.

E o crepúsculo é o seu lugar predileto de falar conosco. Porque no crepúsculo ela nos vem vestida de beleza. Está dito nos versos de Wordsworth: "As nuvens que se ajuntam ao redor do sol que se põe/ ganham suas cores solenes/ de olhos que têm atentamente montado guarda sobre a mortalidade humana".

"Assim, talvez, na noite da vida..." O ano chega ao fim. Foi-se o imóvel lago azul de ágata. O tempo se espreme furiosamente numa garganta para o mergulho no escuro. Seria o tempo para a metamorfose dos voos, os círculos se transformando em flechas. Mas a impressão que tenho é de que as pessoas caminham de costas para o poente.

Amam as cores do crepúsculo, mas temem o que elas dizem. O *Angelus* as deprime, e até inventaram uma liturgia crepuscular chamada *happy hour*, cujo objetivo é exorcizar as cores solenes das nuvens que se ajuntam ao redor do sol que se põe, liturgia que no fim do ano vem com o nome de *réveillon*. Quanto a mim, preferirei aprender dos rios e dos crepúsculos.

São apenas duas as coisas que a morte nos diz de sua beleza crepuscular, resumo de toda sabedoria: *Tempus fugit*, portanto, *Carpe diem*. E aqueles que sabem disso voam como os pássaros ao cair da noite.

ENVELHE-SENDO...

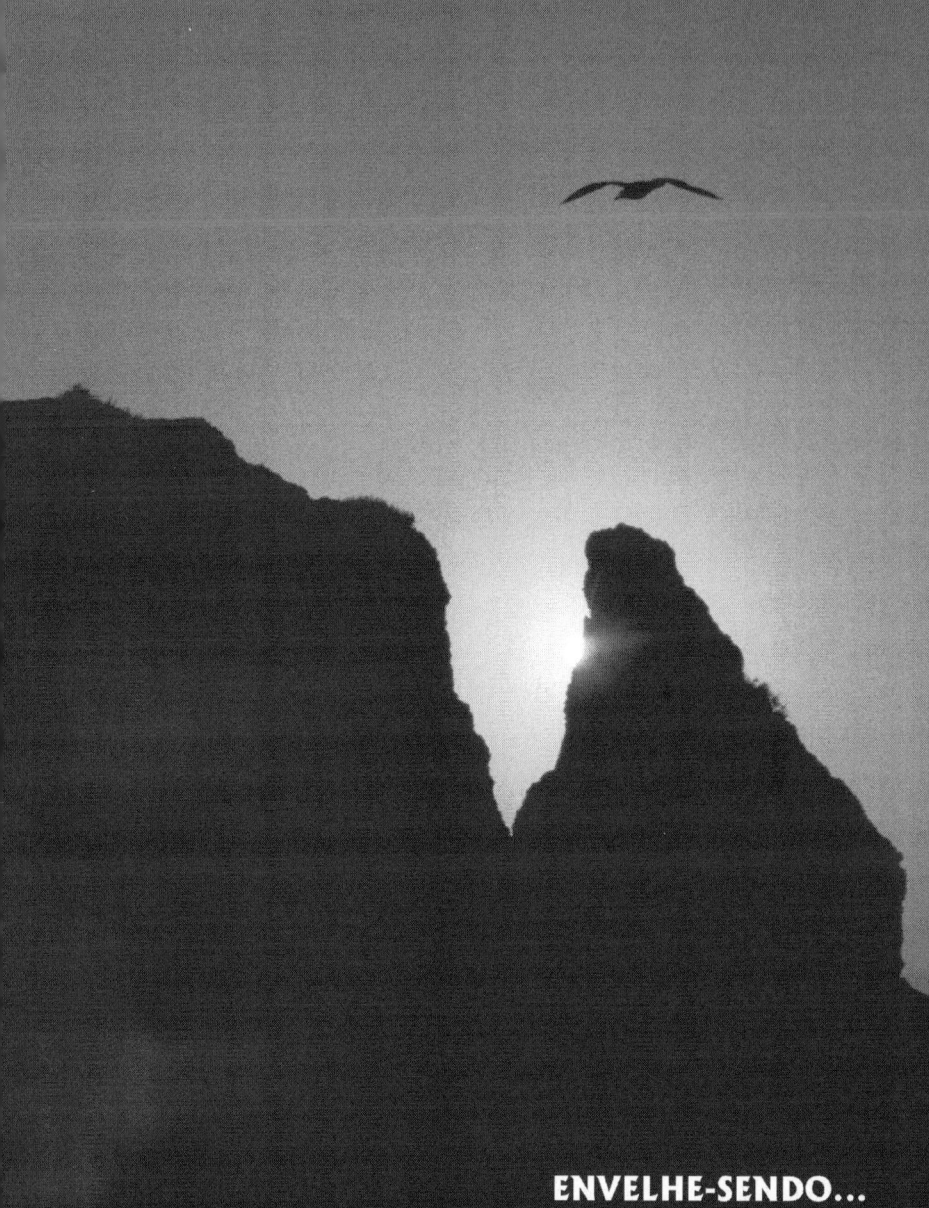

X
AOS VELHOS

O tempo se mede com batidas. Pode ser medido com as batidas de um relógio ou pode ser medido com as batidas do coração. Os gregos, mais sensíveis do que nós, tinham duas palavras diferentes para indicar esses dois tempos. Ao tempo que se mede com as batidas do relógio – embora eles não tivessem relógios como os nossos –, eles davam o nome de *chronos*. Daí a palavra "cronômetro".

O pêndulo do relógio oscila numa absoluta indiferença à vida. Com suas batidas, vai dividindo o tempo em pedaços iguais: horas, minutos, segundos. A cada quarto de hora soa o mesmo carrilhão, indiferente à vida e à morte, ao riso e ao choro. Agora os cronômetros partem o tempo em fatias ainda menores, que o corpo é incapaz de perceber. Centésimos de segundo: que posso sentir num centésimo de segundo? Que posso viver num centésimo de segundo? Diz Ricardo Reis, no seu poema "Mestre, são plácidas... Não há tristezas nem alegrias na nossa vida...". Estranho que ele diga isso. Mas diz certo: o tempo do relógio é indiferente às tristezas e alegrias.

Há, entretanto, o tempo que se mede com as batidas do coração. Ao coração falta a precisão dos cronômetros. Suas batidas dançam ao ritmo da vida – e da morte. Por vezes tranquilo, de repente se agita, tocado pelo medo ou pelo amor. Dá saltos. Tropeça. Trina. Retorna à rotina. A esse tempo de vida os gregos davam o nome de *kairós* – para o qual não temos correspondente. Nossa civilização tem palavras para dizer o tempo dos relógios: a ciência, mas perdeu as palavras para dizer o tempo do coração.

Chronos é um tempo sem surpresas: a próxima música do carrilhão do relógio de parede acontecerá no exato segundo previsto. *Kairós*, ao contrário, vive de surpresas. Nunca se sabe quando sua música vai soar.

Foi o aniversário da Mariana, minha neta. O relógio me diz, com precisão, o número de segundos decorridos desde o seu nascimento. Mas o meu coração nada sabe sobre esses números. E, se souber, os números não me dirão nada. Quando eu me lembro, é como se tivesse acabado de acontecer. Disso sabia o Riobaldo, jagunço, herói de *Grande Sertão: Veredas*. Sabia, sem saber, que *chronos* não se mistura com *kairós*:

> A lembrança da vida da gente se guarda em trechos diversos, cada um com seu signo e sentimento, uns com os outros acho que nem não misturam. Contar seguido, alinhavado, só mesmo sendo as coisas de rasa importância. Tem horas antigas que ficaram muito mais perto da gente do que outras, de recente data.

O Sérgio, meu filho, pai da Mariana, contou-me que, olhando para uma fotografia dela, quase mocinha, de repente compreendeu que estava ficando velho. Claro que ele sabe da idade dele. É só fazer as contas. Quem sabe somar e multiplicar tem a chave para entender as medições de *chronos*. Além disso, havia o espelho: na sua imagem refletida estão as marcas da passagem do tempo, inclusive o cabelo, já branco antes da hora. Mas o coração dele ainda não havia percebido. Coração não entende *chronos*. Coração entende vida. Foi a fotografia da filha, menina que já tem nove anos, que de repente lhe produziu *satori* – o terceiro olho dele se abriu, ele ficou iluminado, viu-se velho. Sentiu que o tempo passara pelo seu próprio corpo, deixando-o marcado. E chorou. Riobaldo de novo: "Toda saudade é uma espécie de velhice". Velhice não se mede pelos números do *chronos*; ela se mede por saudade. Saudade é o corpo brigando com o *chronos*. De novo o mesmo poema do Ricardo Reis: ele fala do "(...) deus atroz que os próprios filhos devora sempre". *Chronos* é o deus terrível que vai comendo a gente e as coisas que a gente ama. A saudade cresce no corpo no lugar onde *chronos* mordeu. É um testemunho da nossa condição de mutilados – um tipo de prótese que dói.

Kairós mede a vida pelas pulsações do amor. O amor não suporta perder o que se amou: a filha nenezinho, no colo, no meu colo, nenezinho e colo que o tempo levou – mas eu gostaria que não tivessem sido levados! Estão na fotografia, essa invenção que se inventou para enganar o *chronos*, pelo congelamento do instante.

Chronos me diz que eu nada possuo. Nem mesmo o meu corpo. Se não possuo o meu próprio corpo – o espelho e a fotografia confirmam –, como posso pretender possuir coisas com esse corpo que não possuo?

Dos fragmentos de Heráclito, que filosofou olhando passarem as águas do rio, um dos que mais me encantam é este: "Tempo é criança brincando, jogando".

Tempo é criança? O que o filósofo queria dizer exatamente, eu não sei. Mas eu sei que as crianças odeiam *chronos*, odeiam as ordens que vêm dos relógios. O relógio é o tempo do dever: corpo engaiolado. Mas as crianças só reconhecem, como marcadores do seu tempo, os seus próprios corpos. As crianças não usam relógios para marcar tempo; usam relógios como brinquedos. Brinquedo é o tempo do prazer: corpo com asas. Que maravilhosa transformação: usar a máquina medidora do tempo para subverter o tempo. Criança é *kairós* brincando com o *chronos*, como se ele fosse bolhas de sabão...

O ano chega ao fim. Ficou velho. *Chronos* faz as somas e me diz que eu também fiquei mais velho. Faço as subtrações e percebo que me resta cada vez menos tempo. Fico triste: saudade antes da hora. A Raquel, quando tinha três anos, acordou-me para saber se quando eu morresse eu iria ficar triste! Lembro-me do verso da Cecília, para a avó: "Tu eras uma ausência que se demorava, uma despedida pronta a cumprir-se...".

Aí *kairós* vem em meu socorro, para espantar a tristeza. Diz-me que o tempo é uma criança. Convida-me a brincar com *chronos*. Brinquedo é tempo sem passado, tempo sem futuro, presente puro – a eternidade num momento. "Que não seja eterno, posto que é chama, mas que seja infinito enquanto dure": Vinícius escreveu esse verso para a namorada. Mas é verdadeiro para toda a vida. Afinal de contas, a vida tem que ser uma namorada. O amor vale pelo momento. Não se mede pelo número das batidas do relógio. Não se mede pelo número de anos vividos. Cada momento de brinquedo é uma eternidade completa.

Neste 31 de dezembro, quando *Chronos*, deus atroz, escancarar a sua bocarra para me devorar, dizendo que estou velho, eu me rirei dele: virarei criança, começarei a brincar e ele fugirá com o rabo no meio das pernas...

XI
QUERO VIVER MUITOS ANOS...

Sim, eu quero viver muitos anos mais. Mas não a qualquer preço. Quero viver enquanto estiver acesa, em mim, a capacidade de me comover diante da beleza.

A comoção diante da beleza tem o nome de "alegria", mesmo quando as lágrimas escorrem pela face. A alegria e a tristeza são boas amigas. Assim o disse a minha amiga Adélia: "A poesia é tão triste. O que é bonito enche os olhos de lágrimas. Por prazer da tristeza eu vivo alegre".

Essa capacidade de sentir alegria é a essência da vida. Quase que disse "vida humana", mas parei a tempo. Pois é muita presunção de nossa parte pensar que somente nós recebemos essa graça. Aquela farra de pulos, correria, mordidas e gestos de faz de conta em que se envolvem minha velha *dobermann* (nunca tive cachorro mais gentil!) e a *cocker* novinha, nenê, aquilo é pura alegria. E o voo do beija-flor, flutuando parado no ar, gozando a água fria que sai do esguicho – também isso é alegria. E o meu pai dizia que, quando chovia, as plantas sentiam alegria. Lembrei-me de um místico que orava assim: "Ó Deus! Que aprendamos que todas as criaturas vivas não vivem só para nós, que elas vivem para si mesmas e para Ti. E que elas amam a doçura da vida tanto quanto nós".

Na alegria, a natureza atinge seu ponto mais alto: ela se torna divina. Quem tem alegria tem Deus. Nada existe, no universo, que seja maior que esse dom. O universo inteiro, com todas as suas galáxias: somos maiores e mais belos do que ele, porque nos podemos alegrar diante da beleza dele, enquanto ele mesmo não se alegra com coisa alguma.

Quero viver muito, mas o pensamento da morte não me dá medo – me dá tristeza. Este mundo é tão bom. Não quero ser expulso do campo no meio do jogo. Não quero morrer com fome. Há tantos queijos esperando ser comidos. Quando o corpo não tiver mais fome, quando só existir o enfado e o cansaço, então quererei morrer. Saberei que a vida se foi, a despeito dos sinais biológicos externos que parecem dizer o contrário. De fato, não há razões para o medo. Porque só há duas possibilidades. Nada existe depois da morte. Nesse caso, eu serei simplesmente reconduzido ao lugar onde estive sempre, desde que o universo foi criado. Não me lembro de ter sentido qualquer ansiedade durante essa longa espera. Meu nascimento foi um surgir do nada. Se isso aconteceu uma vez, é possível que aconteça outras. O milagre pode voltar a se repetir algum dia. Assim esperava Alberto Caeiro, orando ao Menino Jesus: "(...) e dá-me sonhos teus para eu brincar! Até que nasça qualquer dia! Que tu sabes qual é...".

Se, ao contrário, a morte for a passagem para outro espaço, como afirmam as pessoas religiosas, também não há razões para temer. Deus é amor e, ao contrário do que reza a teologia cristã, ele não tem vinganças a realizar, mesmo que não acreditemos nele. E nem poderia ser de outra forma: eu jamais me vingaria dos meus filhos. Como poderia o "Pai Nosso" fazê-lo?

Mas eu tenho medo do morrer. Pode ser doloroso.

O que eu espero: não quero sentir dor. Para isso, há todas as maravilhosas drogas da ciência, as divinas morfinas, dolantinas e similares. Quero também estar junto das coisas e das pessoas que me dão alegria.

Quero o meu cachorro – e se algum médico ou enfermeira alegar, em nome da ciência, que cachorros podem transmitir enfermidades, eu os mandarei para aquele lugar. Os que estão morrendo tornam-se invulneráveis. Eles estão além das bactérias, infecções e contraindicações. Lembro-me de um velhinho, meu amigo, que no leito de morte disse à filha que queria comer um pastel. "Mas, papai," ela argumentou, "fritura faz mal...". Ela não sabia que os *morituri* estão além do que faz bem e do que faz mal.

Quero também ter a felicidade de poder conversar com meus amigos sobre a minha morte. Um dos grandes sofrimentos dos que estão morrendo é perceber que não há ninguém que os acompanhe até a beira do abismo. Eles falam sobre a morte e os outros logo desconversam. "Bobagem, você logo estará bom..." E eles então se calam, mergulham no silêncio e na solidão, para não incomodar os vivos. Só lhes resta caminhar sozinhos para o fim. Seria tão mais bonita uma conversa assim: "Ah, vamos sentir muito sua falta. Pode ficar tranquilo: cuidarei do seu jardim. As coisas que você amou, depois da sua partida vão se transformar em sacramentos: sinais da sua ausência. Você estará sempre nelas...". Aí os dois se darão as mãos e chorarão pela tristeza da partida e pela alegria de uma amizade assim tão sincera.

Alguns há que pensam que a vida é coisa biológica, o pulsar do coração, uma onda cerebral elétrica. Não sabem que, depois que a alegria se foi, o corpo é só um ataúde. E aí os teólogos e médicos, invocando a autoridade da natureza, dizem que a vida física deve ser preservada a todo custo... Mas a vida humana não é coisa da natureza. Ela só existe enquanto houver a capacidade para sentir a beleza e a alegria.

E, assim, apoiados nessa doutrina cruel, submetem a torturas insuportáveis o corpo que deseja partir – cortam-no, perfuram-no, ligam-no a máquinas, enfiam-lhe tubos e fios para que a máquina continue a funcionar, mesmo diante de suas súplicas: "Por favor, deixem-me partir!". E é esse o meu desejo final: que respeitem o meu corpo, quando disser: "Chegou a hora da despedida". Amarei muito aqueles que me deixarem ir. Como eu disse: amo a vida e desejo viver muitos anos mais, como Picasso, Cora Coralina, Hokusai, Zorba... Mas só quero viver enquanto estiver acesa a chama da alegria.

XII
FIQUEI VELHO

Tempus fugit... Sim, o tempo foge sem parar. Mas, por convenção, só nos lembramos disso em datas especiais. Minha data chegou. Mudaram-se os meus números. Oficialmente fiquei mais velho.

Sessenta e oito anos! Nunca imaginei que isso iria me acontecer. Mas aconteceu. Fiquei velho. Não é ruim. A velhice tem uma beleza que lhe é própria. A beleza das velhas árvores é diferente da beleza das árvores jovens. O triste é quando as velhas árvores, cegas para a sua própria beleza, começam a imitar a beleza das árvores jovens. Aí acontece o grotesco...

Cuidei para que não se apagassem velas. O apagar das velas seguido de palmas e riso é um ritual sinistro. O sopro assopra a vela. A vela resiste. Recusa-se. Não quer ser apagada. Novo sopro, mais forte. Até que o sopro triunfa: a vela é derrotada. Só resta a fumaça... Bom mesmo seria que a chama só se apagasse quando a vela chegasse ao fim. Mas nunca se sabe... Há sempre os ventos súbitos, inesperados... Preferiria que o ritual fosse outro: plantar uma árvore. Os jovens plantariam árvores na esperança de comer os seus frutos e balançar nos seus galhos. Os velhos plantariam árvores sonhando com seus netos comendo os seus frutos e balançando nos seus galhos.

A velhice pode ser o tempo da sabedoria. Isso, se não lutarmos contra o tempo. Isso, se nos deixarmos levar. Como disse Ricardo Reis, no poema que mais amo:

Mestre, são plácidas
Todas as horas que nós perdemos
Se no perdê-las, qual numa jarra,
Nós pomos flores...
Assim saibamos,
Sábios incautos,
Não a viver,
Mas decorrê-la,
Tranquilos, plácidos,
Tendo as crianças por nossas mestras,
E os olhos cheios de Natureza...
O tempo passa.
Não nos diz nada.
Envelhecemos
Saibamos, quase maliciosos,
Sentir-nos ir...
Colhamos flores.
Molhemos leves
As nossas mãos
Nos rios calmos
Para aprendermos
Calma também...

Aprendi muito com a velhice. Acho que fiquei um pouco mais sábio. Sábio não é quem sabe mais que os outros. O *Tao-Te-Ching* faz uma distinção entre o erudito e o sábio. O erudito é aquele que ajuntou muitos saberes. O sábio é aquele que, saboreando os saberes ajuntados, se dá conta de que muitos deles não têm gosto, ou que têm um gosto que não lhe agrada. O sábio – degustador – se livra deles. O erudito soma saberes. O sábio diminui saberes. Ele escolhe o que é essencial. Os saberes essenciais são aqueles que nos ajudam a viver.

A primeira lição da velhice é filosófica. No seu lindo livro sobre o taoismo, Alan Watts diz o seguinte:

> Especialmente à medida que se vai ficando velho, torna-se cada vez mais evidente que as coisas não possuem substância, pois o tempo parece passar cada vez mais rápido, de forma que nos tornamos conscientes da liquidez dos sólidos; as pessoas e as coisas ficam parecidas com reflexos e rugas efêmeras na superfície da água.

O mesmo tema é onipresente na poética da Cecília Meireles. Veja o poema *Mudo-me breve*:

> *Recobro espuma e nuvem*
> *e areia frágil e definitiva.*
> *Dispõem de mim o céu e a terra,*
> *para que minha alma insolúvel*
> *sozinha apenas viva.*
> *Naquelas cores de miragem*
> *da água e do céu, mais me compreendo.*
> *Anjo instrutor em silêncio me leva:*
> *e elas fazem ver que sou e não sou, no que estou sendo.*

Ela se vê refletida na água e no céu: nuvens. Haverá coisa mais sem ser que as nuvens? Ou o rio? Esta é a lição da vida: só se pode ser deixando de ser.

Bachelard escreveu seu livro *A chama de uma vela* quando se sentiu velho. Olhou para a chama e se viu nela refletido. Chama: ela só é à medida que a vela deixa de ser. Uma vela apagada seria eterna, como as pedras. Mas, para ser eterna, ela teria que aceitar o triste destino de jamais iluminar a escuridão. A chama de uma vela é metáfora da vida. A vida é uma vela que se consome, iluminando...

A velhice tem muitas coisas boas. Nela eu conheci a liberdade como nunca a havia experimentado. O que é liberdade? Liberdade é coragem de ser o que somos. É preciso coragem para ser o que se é. Nietzsche notou que, "mesmo o mais corajoso entre nós só raramente tem coragem para aquilo que ele realmente conhece". Sabemos, mas não temos coragem para assumir... Albert Camus, ledor de Nietzsche, percebeu que a velhice é o momento quando se ganha a coragem necessária: "Só tardiamente ganhamos a coragem de assumir aquilo que sabemos". Talvez porque, na velhice, pela proximidade da morte, não se tenha mais nada a perder. Quem tem o que perder é cuidadoso. Sabe que há muitos olhos à espreita. Os olhos que nos observam nos amedrontam. Convidam-nos à prudência. Escondemo-nos. Usamos máscaras. Sabemos que a sociedade é cruel. Ela castiga aqueles que são diferentes. Dizia Álvaro de Campos: "Somos o intervalo entre o nosso desejo e aquilo que os desejos dos outros fizeram de nós". Intervalo? Mas intervalo é um espaço vazio! Somos um espaço vazio? Um não ser? Somos feitos pelos desejos dos outros? E assim não temos coragem de ser o que somos? Mas na velhice não temos mais nada a perder. Tornamo-nos discípulos do "anjo instrutor". Que anjo é esse? Acho que é a morte, grande mestra de sabedoria. Diante da morte – a perda definitiva –, que outro medo poderemos ter? Não há nada que se compare ao seu toque. Não tendo nada a perder, experimentamos a euforia da liberdade. Recebemos uma graça que pertence aos deuses: tornamo-nos invulneráveis. Podemos ser o que somos, sem medo. Já nem vemos os olhares dos outros...

Aprendi, ainda, sobre a tolice de todos os nossos planos. A psicanálise interpretou o mito de Édipo como uma tragédia cujo tema é psicológico: o ódio entre pais e filhos e o incesto. Mas a essência do mito não é psicológica. É metafísica. O mito é um relato dos atos que os homens fazem conscientemente a fim de evitar a tragédia, sem saber que são esses mesmos atos que os levam para ela. A tragédia aconteceu porque os homens tentaram evitá-la. Tolos! Pensamos que nossos planos são capazes de garantir o futuro. Ignoramos que há forças mais profundas. Não estou dizendo teoria. Eu vivi isso. Só estou onde estou porque tudo o que planejei deu errado. Se meus planos tivessem dado certo eu não estaria escrevendo esta crônica, não teria me tornado um escritor... Amaldiçoei o fracasso dos meus planos. Não sabia que era precisamente esse fracasso que me levaria ao lugar que desejava. As correntes do rio profundo foram mais generosas que o meu remar contra elas. Não cheguei aonde planejei ir. Cheguei, sem querer, aonde meu coração queria chegar, sem que eu o soubesse.

Muito tarde aprendi os limites da palavra. Alguns pensam que os seus argumentos, por sua clareza e lógica, são capazes de convencer. Levou tempo para que eu compreendesse que o que convence não é a "letra" do que falamos – é a "música" que se ouve nos interstícios de nossa fala. A razão só entende a letra. Mas a alma só ouve a música. O segredo da comunicação é a poesia. Porque poesia é precisamente isto: o uso das palavras para produzir música. Pianista usa piano, violeiro usa viola, flautista usa flauta – o poeta usa a palavra.

Mas a melhor coisa que pode acontecer na velhice é voltar a ser criança. Os velhos, tolos, querem continuar a ser úteis. Coitados! Ainda estão sob o domínio do olhar dos outros! Melhor seria se percebessem que o objetivo da vida não é ser útil. Útil é martelo, serrote, vassoura, fio dental, bicicleta. As coisas úteis, quando velhas, ficam inúteis. Inúteis, são jogadas fora. Mas o objetivo da vida não é a utilidade. É a feliz inutilidade do brincar. Brinquedo é uma atividade inútil a que nos entregamos por causa da alegria que ela nos dá. Pode ser formar quebra-cabeças, empinar pipas, ouvir música, ler literatura, cozinhar, caminhar, viajar, chupar sorvete, conversar, ver livros de arte, escrever, sonhar, cantar... E, acima de tudo, brincar com as crianças. Melhor ainda se tiver netos com quem brincar. Há mesmo os velhos que, na velhice, descobrem o amor. Amar é brincar com a pessoa amada. Tão bonito, o amor dos velhos. Lembro-me de uma cena do filme *Doutor Jivago*, a que mais me comoveu: um velhinho dando um beijo no rosto enrugado e velho da sua mulher, adormecida...

Fiquei mais velho. Mas sou grato. Na velhice estou tendo felicidades com que nunca sonhei quando jovem. Fiz um balanço para minhas netas no galho de uma árvore de caqui, lá em Pocinhos. Para as minhas netas? Essa foi a desculpa... Ah! Eu fico criança de novo quando me assento nele e balanço até bater a ponta do meu pé no galho alto do caquizeiro...

XIII
O *BLAZER* VERMELHO

Amo a Tomiko. Amor velho e manso. Amo a Tomiko como quem ama uma *ikebana*, um bonsai, um *haikai*. Ela é pura simplicidade e pureza nipônica. Pois a Tomiko, no dia mesmo em que ingressei na idade do sexo, isto é, quando me tornei sex/age/nário, telefonou-me com uma surpreendente informação que, de imediato, transformou-se em desafio. Disse-me que, no Japão, quando um homem faz 60 anos, ele compra um *blazer* vermelho. Antes dessa idade ele não tem direito a essa cor – atributo dos deuses. Somente com os 60 anos essa liberdade lhe é concedida. Quem tem permissão para usar o vermelho tem permissão para tudo.

Por aqui é justamente o contrário. À medida que envelhecemos as cores devem ir ficando sóbrias e tristes. Esse costume, eu acho, tem a ver com a nossa ideia de que o velho está a um pé da sepultura, e que é bom ir deixando os vermelhos, azuis e amarelos para trás, assumindo a gravidade de quem vai se encontrar com Deus, o mesmo que criou o arco-íris e as suas sete cores, mas que nunca se veste de amarelo com bolas roxas.

A moda que a sociedade escolheu para os velhos é uma *preparatio mortis*. Outra não é a razão por que, em certas regiões da Península Ibérica e da Itália, as mulheres velhas e viúvas (é costume geral que os homens morram primeiro) se cobrem de negro da cabeça aos pés, lúgubre imitação das vestimentas dos padres e dos urubus, especialistas em cadáveres. Com suas roupas negras, elas estão proclamando: "Deixei a vida! Abandonei o amor! Que nenhum homem se atreva a me desejar!".

O costume chegou até nós de forma atenuada, mas chegou. Em tempos não muito distantes, o pudor e o respeito exigiam que as senhoras, a partir dos 50 anos, usassem vestidos tipo tubinho, indo até os tornozelos, golinha fechada no pescoço, mangas compridas, azul com bolinhas brancas, e birote. Também os homens de respeito tinham que andar sempre de paletó, colete e gravata, obrigatoriamente de cores sóbrias. *Blazer* vermelho só em bailes de carnaval e no manicômio.

Mas eu resolvi comprar o tal *blazer* vermelho. Tenho prazer em ver a cara espantada dos outros. Resolvi mas não cumpri. Faltou-me coragem. Aí fomos viajar, eu, minha mulher, e um casal de amigos, Jether e Lucília. Gente maravilhosa. Basta dizer que somos capazes de viajar um mês inteiro, no mesmo carro, sem jamais nos irritarmos uns com os outros. Concordamos até sobre a hora de levantar. O Jether já fez 70 anos. Mas quem vê não acredita. Elegante, cabelo preto, pele lisa, topa tudo, sobe morro, desce morro, entra no mato, toma banho de cachoeira, mergulha em lago de água gelada – e a mulher dele não fica atrás. Jether e Lucília são adolescentes. Pois fomos a Berlim e ficamos hospedados na casa do filho deles, Luiz, que mora lá faz 20 anos. Numa bela manhã, para o café, aparece o Luiz com um lindo *blazer*, finíssimo, cor de vinho, *bordeaux*. A antiga decisão se acendeu dentro de mim. O Luiz me disse que comprara aquele *blazer* numa casa de roupas usadas. Terminamos o café e lá fomos atrás do *blazer* vermelho. Encontrei um lindo, novíssimo, baratíssimo. Desgraça, era um número menor que o meu. Entrava muito justo. Mas ficou perfeito para o Jether. Fiquei logo com inveja: ele com *blazer*, eu sem *blazer*. Mas aí veio o desapontamento: ele não comprou o *blazer* vermelho embora achasse linda a cor de vinho. Alegou que não combinava com a sua idade. Não ficaria bem. Os outros estranhariam.

Os outros: a sociedade tem um lugar preciso para os velhos. Antigamente dizia-se de um negro bom: "Ele conhece o seu lugar". Coisa parecida se pode dizer do velho bom: "Ele conhece o seu papel", o papel que as gerações mais novas lhe atribuem. Os jovens acusam os velhos pais de serem quadrados. Com isso querem dizer que os pais não compreendem os seus valores, os seus gostos estéticos, os seus hábitos sexuais, as suas músicas. Portanto, é inútil conversar com eles.

Agora imagine que o pai ou a mãe de algum jovem, de repente, em decorrência de um acidente vascular cerebral, virasse a cabeça, começasse a gostar de rock, passasse a frequentar barzinhos, trocasse as roupas antigas pelos jeans e as cores jovens e comprasse um conversível – o que aconteceria? O filho ficaria feliz com o fato de o pai ou a mãe ter deixado de ser quadrado? De forma alguma. Cobrir-se-ia de vergonha. É só na cabeça que o pai e a mãe não devem ser quadrados. Na vida prática, o certo é que sejam quadrados. Velho que não é quadrado, na prática, é motivo de embaraço e de vergonha.

Estou lendo de novo o livro da Simone de Beauvoir intitulado *A velhice*. Terrível. A sociedade tem um lindíssimo ideal para os velhos: cabelos brancos, ricos em experiência, pacientes, sábios, tolerantes, perdoadores. A sociedade lhes atribui virtudes de seres angelicais, muito diferentes dos seres humanos normais. Os direitos comuns a jovens e adultos, os velhos deixaram de ter. Diz a Simone: "Se os velhos apresentarem os mesmos desejos, os mesmos sentimentos e as mesmas exigências dos jovens, o mundo olhará para eles com repulsa: neles o amor e o ciúme parecem revoltantes e absurdos, a sexualidade é repulsiva, a violência, ridícula".

Mas a verdade sobre os velhos foi Marcel Proust quem disse: "Um velho é apenas um adolescente que viveu demais". No corpo de um velho continua vivo um adolescente. A sociedade tudo faz para se livrar desse intruso inconveniente. Esconde-o atrás de uma máscara sorridente, mata-o secretamente e enterra-o num túmulo de hipocrisias. Mas o adolescente ressurge da morte ao terceiro dia.

Hoje, portanto, convido você, classificado como velho, a soltar o adolescente que mora no seu corpo. Faça uma coisa insólita, proibida, que horrorizaria os jovens. Vá com a sua mulher a um motel. Compre uma cueca jovem, colorida. Compre uma calcinha sexy, com rendinhas. Vá a um barzinho, meta-se no meio dos moços. Cancele sua viagem para Fátima; prefira a Chapada Diamantina ou vá nadar em Bonito. Compre jeans, tênis e camiseta. E, se você tiver coragem suficiente, compre um *blazer* vermelho. Eu comprei e vou usá-lo. Depois descobri que o Jether não comprou só pra não despertar suspeitas. O adolescente dele está sempre solto. Jesus Cristo ressuscitou dos mortos. Aleluia!

XIV
AS VIÚVAS

Com gesto de mão, ela me tirou da poltrona onde eu estava assentado e me chamou para junto da janela da frente da casa. Os ramos e a folhagem de uma trepadeira cobriam o espaço aberto da janela, fazendo dela um lugar ideal para quem quer observar sem ser visto. E ela apontou para três modestas casas, do outro lado da rua.

"São as casas das viúvas", ela explicou. Não fazia muito tempo, a morte passara por lá, levando os três maridos. Agora elas estavam sós, as três velhinhas, nas casas vazias. Os vizinhos se compadeciam e imaginavam que elas deviam se sentir como aquelas mulheres sicilianas que, mortos os maridos, se cobrem com sinistras roupas negras, pelo resto dos seus dias, para que todo mundo saiba que sua vida acabou. Se continuavam a viver era porque a religião não lhes permitia pôr um fim à própria vida. Mas bem que gostariam que a morte chegasse logo...

Eu ficava aqui na janela, olhando para as casas fechadas, imaginando aquelas pobres criaturas lá dentro, sozinhas, tendo apenas a tristeza e a saudade como companhia... Foi então que comecei a notar sinais de que coisas estranhas estavam acontecendo naquelas três casas e naquelas três velhinhas. Aconteceu depois de passado aquele período em que, por medo do morto, todo mundo se sente na obrigação de fazer cara de tristeza e de só falar sobre os últimos momentos do falecido. Aconteceu depois que a vida foi voltando ao seu normal e a conversa ficou leve de novo... De repente – até parece que foi coisa de magia, pois aconteceu ao mesmo tempo –, as três velhinhas, que todo mundo imaginava mortas, começaram a florescer. E ficaram bonitas como nunca tinham sido quando seus maridos eram vivos!

Uma delas, que só usava birote, cortou e pintou o cabelo, e até mesmo começou a usar um batonzinho. Com certeza voltou a conversar com um velho namorado, esquecido, abandonado, pendurado, calado – o espelho, que, com a morte do marido, reaprendeu a falar: "Não é mais preciso que você seja feia. Ele já se foi. Você está livre para ser bonita como sempre foi...".

A segunda sempre varria a calçada de chinelo, meia soquete e roupão. Começou a aparecer na rua com uns vestidos de cores vivas que nunca usara antes. De onde os tinha tirado? De algum baú onde teriam permanecido trancados com bolas de naftalinas, à espera do grande dia? Ou teriam existido só no baú dos sonhos proibidos, que a presença do marido não deixava realizar, e que agora voavam livres como borboletas que se libertam dos seus casulos?

A terceira, de voz grave e sem sorrisos, falava por monossílabos, e poucos eram os que se lembravam de já ter visto um sorriso na sua boca. Pois, para surpresa de toda a vizinhança, ela começou a cantar... Cantou velhas canções de amor, de outros tempos – certamente dos tempos em que ela se sentia como namorada...

A ressurreição das velhinhas me fez sorrir de alegria. Mas logo me dei conta do trágico da vida humana: foi preciso que a morte fizesse o seu trabalho para que a vida brotasse de novo. Lembrei-me então de um terrível verso do Álvaro de Campos: "Talvez seja pior para os outros existires que morreres... Talvez peses mais durando que deixando de durar...".

É claro que os inocentes maridos tudo isso ignoravam e nada sabiam da vida que jazia sepultada sob o peso da sua presença. Se lhes fosse dado revisitar os seus lugares, com certeza teriam dificuldades em reconhecer aquelas com quem haviam vivido (ou morrido) todos os seus anos. De qualquer maneira, teria sido tarde demais... Que pena que, às vezes, a vida tenha que esperar tanto tempo para renascer da sepultura! Que pena que, às vezes, a vida só tem uma chance depois que a morte faz o seu serviço...

XV
QUERO É FOME

É bom envelhecer com fome. É assim que quero viver muitos anos, se essa bênção os deuses me concederem.

Gosto de viver. Não tenho do que me queixar. Os deuses têm sido bondosos para comigo. Estou feliz de estar onde estou, embora tenha chegado aqui por acidente. As alegrias e os prazeres não me faltaram e, a despeito das frustrações e das tristezas que visitam a todos os que vivem, eu viveria de novo a minha vida do jeitinho mesmo como a vivi. E quero viver muitos anos ainda...

Muitos oram aos deuses pedindo que não lhes falte comida. Eu oro pedindo que não me falte fome. Aos 40 anos, a Adélia Prado rezou: "Não quero faca nem queijo. Quero é fome". Nada mais triste que ter as prateleiras cheias de queijos pedindo para serem comidos e o corpo não sendo capaz de comer, por falta de fome. Espero que a minha fome seja tal que não sobrem queijos em minhas prateleiras. Confesso que me sentiria mais tranquilo se Nosso Senhor Jesus Cristo, em vez de dizer: "bem-aventurados os que têm fome porque serão fartos", tivesse dito: "bem-aventurados os que têm fome porque terão mais fome". Nada mais aborrecido do que estar de barriga cheia.

É bom envelhecer com fome. É assim que quero viver muitos anos, se essa bênção os deuses me concederem. Gostaria que no meu corpo soprasse o mesmo vento que soprou na alma de Hokusai (1760-1849), o maior de todos os pintores japoneses, autor de 30 mil peças. Aos 74 anos, sua fome era insaciável. Nada lhe bastava.

> Desde os seis anos tenho mania de desenhar a forma das coisas. Aos 50 anos, publiquei uma infinidade de desenhos. Mas tudo que produzi antes dos 70 não é digno de ser levado em conta. Aos 73 anos, aprendi um pouco sobre a verdadeira estrutura da natureza dos animais, das plantas, dos pássaros, dos peixes e dos insetos. Com certeza, quando tiver 80 anos, terei realizado mais progressos; aos 90, penetrarei nos mistérios das coisas; aos 100, por certo, terei atingido uma fase maravilhosa, e quando tiver 110 anos, qualquer coisa que fizer, seja um ponto ou uma linha, terá vida.

Picasso foi uma criança a vida toda. Não, não. Corrijo-me. Ele não foi criança a vida toda: ele foi ficando cada vez mais criança, à medida que envelhecia. "Quando eu tinha a idade infantil", ele disse certa vez, "sabia desenhar como Rafael, mas precisei de uma vida inteira para aprender a desenhar como as crianças". Morreu aos 91 anos sem nunca perder a fome da beleza e da alegria.

Não é incomum que isso aconteça. Unamuno, meditando sobre a própria idade, observa que a nossa maneira de recitar as estações: primavera, verão, outono, inverno, é uma maneira preconceituosa. Pois poderíamos muito bem dizer: verão, outono, inverno, primavera. Afinal de contas, a vida é um eterno retorno, um carrossel que gira e não para. Que diferença faz? Faz muita. Esse jeito de dizer as estações faz a primavera nascer do inverno. O inverno não é o fim. É um começo. Há uma criança escondida dentro da velhice. Não é por acaso que os avós e os netos se entendem melhor que os pais e os filhos.

Creio que foi isso que aconteceu com Cora Coralina: quando ficou velha, virou poeta. Livre dos deveres-armaduras de adulto, nasceu a criança que vivia nela. Poeta é criança. Brinquedo é poesia, metáfora, magia. E o poeta é uma criança que brinca com as palavras para ter alegria. Lembro-me do senhor Américo, cujo sobrenome não vou citar para não embaraçar filhos e netos. Filhos e netos ficam embaraçados quando os pais e avós viram crianças. Pois o senhor Américo, por razões que não sei explicar, foi fascinado a vida toda pelos joelhos das mulheres. Certamente não pelos joelhos, mas por serem eles objetos oníricos, indicadores visíveis de delícias invisíveis. Aos 85, continua vivo o mesmo fascínio, acrescido de um outro: ele, que a vida toda conhecera apenas música de igreja, descobriu os clássicos e se apaixonou. Seus ouvidos passaram a sentir uma fome insaciável da música. Começou a colecionar discos. E era uma alegria ver o seu rosto rosado e sem dentes falar sobre esse novo amor crepuscular.

Por que isso acontece? Não sei. Talvez a proximidade da morte aumente a fome e a sede – queremos comer tudo, beber tudo; tudo fica infinitamente belo sob a luz triste do crepúsculo. E aí já não faz mais sentido continuar a usar as tolas máscaras de adulto: é preciso gozar a vida como uma criança!

Zorba! Ah! Como eu gostaria de ser como ele. Talvez seja por isso que escrevo – falta-me a coragem para viver com a intensidade com que ele viveu. Mas na literatura tudo é possível. O relato dos seus últimos momentos veio de um mestre-escola que permaneceu ao seu lado até o fim:

> "Vem cá, mestre-escola", ele disse. "Se um padre vier me confessar e me dar os sacramentos, diga-lhe que dê o fora correndo e que me amaldiçoe. Fiz montes e montes de coisas na minha vida e acho que ainda foi pouco. Homens como eu deviam viver mil anos. Boa noite!".
> Foram suas últimas palavras. Logo depois ergueu-se no travesseiro, jogou as cobertas e quis se levantar. Corremos para contê-lo, mas ele nos afastou bruscamente. Saltou da cama e foi até a janela. Lá, agarrou-se ao peitoril, olhou ao longe para as montanhas e se pôs a rir, depois a relinchar como um cavalo. Foi assim, de pé, as unhas enterradas na janela, que morreu.

O calendário me informa que mais um ano da minha vida se foi. Vejo o monte de areia na parte inferior da ampulheta. A parte superior, os deuses, por bondade, ocultam-me. Peço-lhes a graça de viver por muitos anos, pois a vida é muito boa. Mas, para isso, é preciso que a minha fome seja cada vez maior. Não quero satisfação ou tranquilidade. Quero é fome. Que todos os queijos do mundo, com seus múltiplos e estranhos cheiros, sejam pouco para ela...

SOBRE VIOLINOS E CHINELOS TROCADOS..

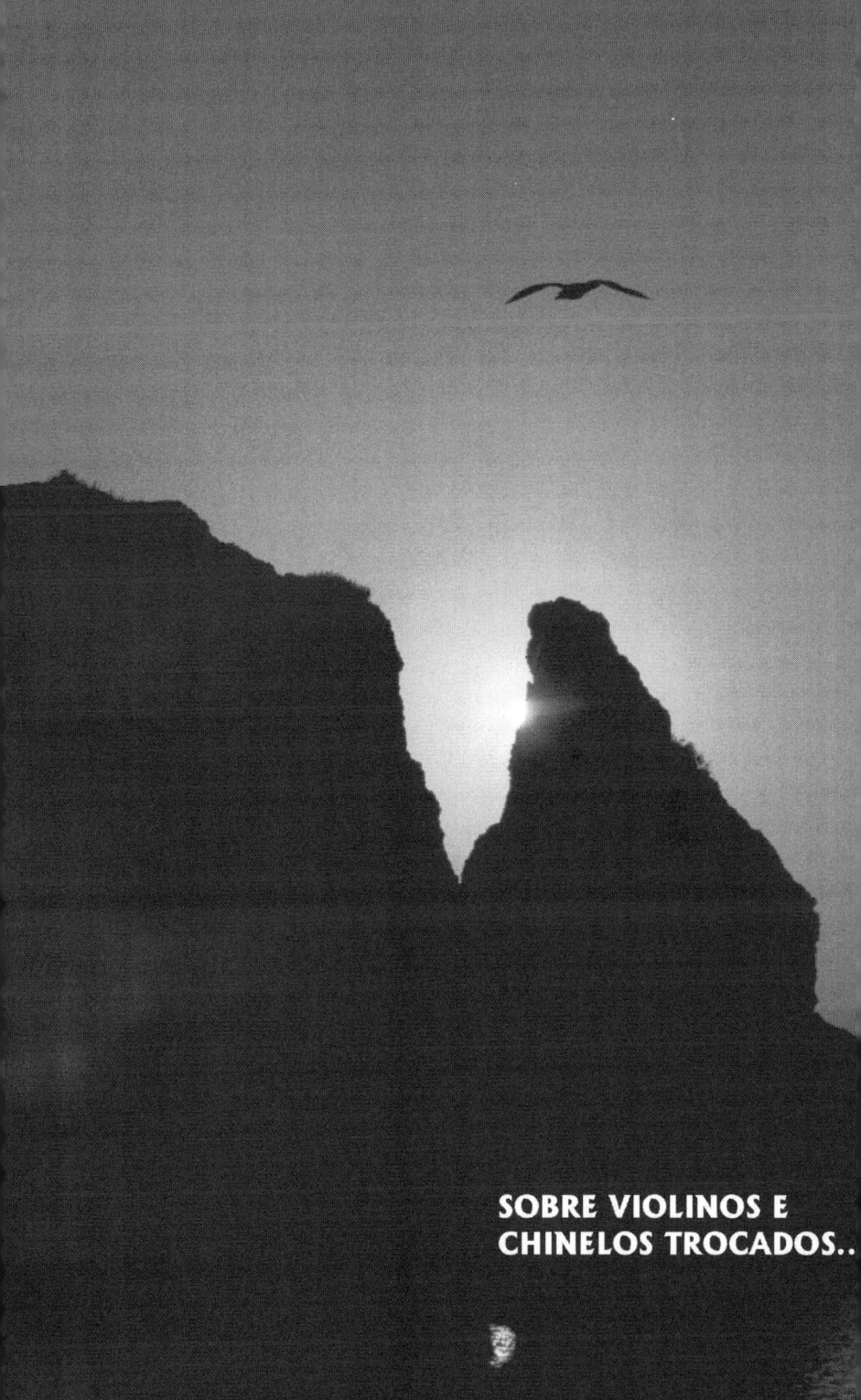

XVI
"E OS VELHOS SE APAIXONARÃO DE NOVO..."

Meu amigo não chegou na hora marcada. Telefonou dizendo que estava num velório. Chegou atrasado, sorridente. E me contou que fora no velório que lhe viera aquela felicidade. Pensei logo que o morto deveria ser um inimigo. Não era. Um tio, muito querido, pessoa doce, 82 anos. E ele me contou uma estória de um amor... Enquanto falava, meus pensamentos saltavam. Primeiro, lembrei-me do amor do Fiorentino Ariza e da Firmina Dazza. Depois, foi o amor de T.S. Eliot e Valerie. Todos eles amores de velhice...

Amor de mocidade é bonito, mas não é de espantar. Jovem tem mesmo é que se apaixonar. Romeu e Julieta é aquilo que todo mundo considera normal. Mas o amor na velhice é um espanto, pois nos revela que o coração não envelhece jamais. Pode até morrer, mas morre jovem. "O amor retribuído sempre rejuvenesce", dizia Eliot, no vigor da sua paixão, aos 70 anos...

Está lá, em *O amor nos tempos do cólera*, do Gabriel García Márquez. Quem não leu está perdendo uma experiência única de felicidade... Era o Fiorentino Ariza, mocinho, que se apaixonou pela Firmina Dazza, adolescente, amor doído e doido, só de longe, a menina sempre vigiada, os bilhetes e juras de amor trocados em lugares escondidos, e em tudo a promessa da felicidade de um abraço, um dia. Mas nos tempos do cólera as coisas eram diferentes, e o pai de Firmina arranjou-lhe um casamento com o doutor Urbino, ilustre e próspero médico do local. Pobre Fiorentino, dilacerado pela paixão inútil, dali para diante vivendo na esperança louca de que um dia, não importava quando, a Firmina seria sua. Foram 51 anos de espera até que o milagre aconteceu. O doutor Urbino, sem se dar conta de que o tempo passara, subiu numa cadeira de equilíbrio instável para resgatar um louro que fugira da gaiola e se empoleirara num galho de mangueira. A queda foi súbita e fatal. Era uma vez o doutor Urbino, estatelado no chão, com o pescoço quebrado... Começa então, depois dos tempos de luto, a estória mais bonita de um amor entre dois velhos, amor de olhar e de palavra, de deleite nos olhos e deleite no corpo...

Sei muito bem que é estranho. A Simone de Beauvoir, no seu livro sobre a velhice, diz que há uma coisa que não se perdoa nos velhos: que eles possam amar com o mesmo amor dos moços. Aos velhos está reservado outro tipo de amor, amor pelos netos, sorrindo sempre pacientemente, olhar resignado, espera da morte, passeios lentos pelos parques, horas jogando paciência, cochilos em meio às conversas. Mas quando o velho ressuscita e no seu corpo surgem de novo as potências adormecidas do amor – oh! os filhos se horrorizam! "Ficou caduco...".

A estória que meu amigo contou era parecida com a do Fiorentino e da Firmina. Só que a espera foi muito maior. Amor de adolescência interrompido – cada um seguindo seu caminho, diferentes, outros amores, famílias. Mas o tempo não consegue apagar. A psicanálise acredita que no inconsciente não há tempo... Somos eternamente jovens. E, de repente, já no crepúsculo, as árvores que todos julgavam secas começam a soltar brotos, florescem. Casam-se – ele com 80 anos, ela com 76 – e vão morar longe, longe dos olhos dos que não suportariam o amor na velhice. E ele, aos 81 anos, voltou a estudar violino! Divina loucura!!! E reaprendeu as antigas palavras de amor e dizia, realista, que se Deus lhe concedesse viver com ela apenas dois anos, estaria muito feliz. Não ganhou dois. Mas teve um... E eu fiquei pensando que esse um ano pode ter sido semelhante àquelas experiências raras que a gente tem, e que fazem brotar, do fundo da alma, aquele grito de exultação, à la Zorba: "Valeu a pena o universo ter sido criado, só por causa disto!".

E foi o mesmo que aconteceu com o T.S. Eliot, que só encontrou o seu amor aos 68 anos, e aos 70 dizia que, antes do casamento, estava ficando velho. Mas agora se sentia mais jovem do que quando tinha 60.

O amor tem esse poder mágico de fazer o tempo correr ao contrário. O que envelhece não é o tempo. É a rotina, o enfado, a incapacidade de se comover ante o sorriso de uma mulher ou de um homem. Mas será incapacidade mesmo? Ou não será uma outra coisa: que a sociedade inteira ensina aos seus velhos que o tempo do amor já passou, que o preço de serem amados por seus filhos e netos é a renúncia aos seus sonhos de amor?

Compreendi a felicidade do meu amigo. E também fiquei feliz. Aquele velório foi como o acorde que se toca ao fim de uma sonata: a culminância da felicidade. Interessante que, como regra, o movimento final das sonatas é um *allegro*. Para trás os adágios lamentosos! A conclusão deve ser um orgasmo de alegria. E, se eu pudesse, acrescentaria aos textos sagrados, nos lugares onde os profetas têm visões da felicidade messiânica, esta outra visão que, eu penso, até o próprio Deus aprovaria com um sorriso: "E os velhos se apaixonarão de novo...".

XVII
O JARDINEIRO E A FRÄULEIN

Menino, ele de longe olhava os pescadores nos seus barcos levados pelo vento. Pensava que o mar não tem fim. Pensava que os pescadores eram felizes porque não precisavam plantar peixes para colher depois. O mar era generoso: ele mesmo plantava os peixes que os pescadores só faziam colher com as suas redes. Tinha inveja dos pescadores. Ele era filho de agricultores. Tinha de plantar para colher. Diferente do mar, a terra tinha fim. Todos os pedaços de terra, os menores, os mais insignificantes, todos já estavam sendo cultivados. Aos pescadores, se quisessem mais, bastava navegar mar adentro. Mas os agricultores não podiam querer mais. A terra chegara ao fim. Quem quisesse mais terra para cultivar teria que sair da terra conhecida e ir em busca de outras terras, além do mar sem fim.

Ele já ouvira os mais velhos falando sobre isso – um país do outro lado do mar; tão longe que lá era noite quando no seu país era dia; país de gente de rostos diferentes, de comida diferente, de língua diferente, de religião diferente, de costumes diferentes. Tudo era diferente. Menos uma coisa: a terra era a mesma e os seus segredos, eles os conheciam.

E foi assim que chegou o dia em que ele, adolescente, seus irmãos e seus pais entraram num navio que os levaria ao tal país – como era mesmo o seu nome? Buragiro... Era assim que eles, japoneses, conseguiam falar o nome Brasil...

No Brasil, Hiroshi Okumura – esse era o seu nome – conseguiu trabalho na casa de uma família de alemães. Família rica, casa de muitos criados e criadas. Ele não falava português nem alemão. Mas não importava. Seu trabalho era cuidar da horta e do jardim. E a língua da terra e das plantas ele conhecia muito bem. A prova disso estava nos arbustos artisticamente podados segundo a inspiração milenar dos bonsais, nos canteiros explodindo em flores, nas hortaliças que cresciam viçosas. E foi assim que, na sua fiel e silenciosa competência de jardineiro e hortelão, ele passou a ser amado pelos seus patrões.

Mas ninguém nem de longe suspeitava os sonhos que havia na alma do jardineiro. Quem não sabe pensa que jardineiro só sonha com terra, água e plantas. Mas os jardineiros têm também sonhos de amor. Jardins sem amor são belos e tristes. Mas quando o amor floresce, o jardim fica perfumado e alegre. Pois esse era o segredo que morava na alma do jardineiro japonês: ele amava uma mulher, uma alemãzinha, serviçal também, todos a tratavam por "Fräulein". Cabelos cor de cobre, como ele nunca havia visto no seu país, pele branca salpicada de pintas, olhos azuis, e um discreto sorriso na sua boca carnuda que se transformava em risada, quando longe dos patrões. Era ela que lhe trazia o prato de comida, sempre com aquele sorriso...

E ele sonhava. Sonhava que suas mãos acariciavam seus cabelos e seu rosto. Sonhava que seus braços a abraçavam e os braços dela o abraçavam. Sonhava que sua boca e sua língua bebiam amor naquela boca carnuda... E a sua imaginação fazia aquilo que faz a imaginação dos apaixonados: imaginava-se num ritual de amor, delicado como a cerimônia do chá, tirando a roupa da Fräulein e beijando a sua pele... A imaginação de um jardineiro japonês apaixonado é igual à imaginação de todos os apaixonados...

Mas era apenas um sonho. Olhava para seu corpo atarracado, para sua roupa rude de jardineiro, para suas mãos sujas de terra, para seus dedos ásperos como pedras. A Fräulein pertencia a um outro mundo distante do seu mundo de jardineiro.

Vez por outra, ele lhe oferecia uma flor quando ela lhe trazia a comida. Ela sorria aquele sorriso lindo de criança, agradecia e voltava saltitando para a casa, com a flor na mão. Mas havia aquelas ocasiões em que ela tomava a flor e a levava ao seu nariz sardento para sentir o perfume. As pétalas da flor então roçavam os seus lábios. E o seu corpo de jardineiro estremecia, imaginando que a sua boca estava tocando os lábios dela.

Mas o seu amor nunca saiu da fantasia. Ninguém nunca soube.

Os anos passaram. Ele ficou velho. A Fräulein também envelheceu. Mas o amor não diminuiu. Para ele, era como se os anos não tivessem passado. Ela continuava a ser a meninota sardenta. O amor não satisfeito ignora a passagem do tempo. É eterno.

Chegou, finalmente, o momento inevitável: velho, ele não mais conseguia dar conta do seu trabalho. Seus patrões, que o amavam profundamente, pensaram que o melhor, talvez, fosse que ele passasse seus últimos anos num lar para japoneses idosos, uma grande área de dez alqueires, bem-cultivada, com pássaros, flores e um lago com carpas e tilápias. Ele concordou. Visitou o lar, mas – por razões desconhecidas – não quis viver lá. Achou preferível viver com parentes, numa cidade do interior. Mas o fato é que os velhos são sempre uma perturbação na vida dos mais novos. São, na melhor das hipóteses, tolerados. E a sua velhice se encheu de tristeza.

Um dia, movido pela saudade, resolveu visitar a casa onde passara toda a sua vida e onde vivia a Fräulein. Mas aí lhe contaram que ela fora internada num lar para idosos alemães. Estava muito doente. Foi então visitá-la. Encontrou-a numa cama, muito fraca, incapaz de andar.

E então ele fez uma coisa louca que somente um apaixonado pode fazer: resolveu ficar com ela. Passou a dormir ao seu lado, no chão. Passou a cuidar dela como se cuida de uma criança. (Fico comovido pensando na sensibilidade dos diretores daquela casa que permitiram esse arranjo que não estava previsto nos regulamentos.)

A Fräulein estava muito fraca. Não conseguia mastigar os alimentos. Não conseguia comer. Aconteceu, então, um ato inacreditável de amor que os que não estão apaixonados jamais compreenderão: o jardineiro passou a mastigar a comida que ele então colocava na boca da agora "sua" Fräulein. Os dirigentes da casa, acho que movidos pelo amor, faziam de conta que nada viam. Nunca ninguém viu, nunca ninguém me contou. Imaginei. Imaginei que quando estavam sozinhos, sem ninguém que os visse, o jardineiro encostava seus lábios nos lábios da Fräulein, e assim lhe dava de comer... Assim o fazem os namorados apaixonados, lábios colados, brincando de passar a uva de uma boca para a outra...

    E assim, ao final da vida, o jardineiro beijou sua Fräulein como nunca imaginara beijar... O amor se realiza de formas inesperadas.

    Esta é uma história verdadeira. Aconteceu. Foi-me contada pela Tomiko, amiga que trabalha com idosos (aquela que me aconselhou a comprar um *blazer* vermelho). Ela conheceu pessoalmente o jardineiro.

    No meu sítio eu planto árvores para meus amigos que morrem. Pois vou plantar uma cerejeira e uma rosa vermelha, uma ao lado da outra: o jardineiro japonês e a sua Fräulein...

XVIII
VIOLINOS VELHOS TOCAM MÚSICA

Jesus era sábio. Conhecia os segredos do coração humano. Psicanalista insuperável. Disse: "O homem bom tira coisas boas do seu tesouro. O homem mau tira coisas más do seu tesouro". Ou seja: a gente sempre encontra aquilo que está procurando. Isso se aplica à leitura que se faz das Sagradas Escrituras. Pessoas que estão cheias de medo, de sentimentos de vingança, de autoritarismo encontrarão na Bíblia ameaças, castigos, infernos, um Deus cruel e vingativo: parecido com elas. Cada Deus é um retrato de quem acredita nele. É possível fazer uma psicanálise de uma pessoa analisando os seus pensamentos e sentimentos religiosos. Aqueles, entretanto, que estão cheios de sentimentos ternos e que, portanto, não são movidos pelo medo ("O amor lança fora o medo", diz o apóstolo João) vão tirar daquele tesouro ideias de beleza, bondade e perdão. Seu Deus muito se parece com uma criança: não há vinganças, castigos ou inferno.

Digo isso a propósito do que as pessoas tiram das Escrituras Sagradas, quando pensam sobre o sexo. Veio-me à memória um texto, inspirado como todos os outros, no qual são descritos os últimos momentos do rei Davi. Esse incidente, relatado nos primeiros versos do livro de Reis, e sobre o qual nunca ouvi sermão, conta que, sendo Davi já velho, todos os cobertores sendo inúteis para aquecê-lo, seus servos tiveram uma ideia terapêutica: "Procure-se para o senhor nosso rei uma jovem virgem que o assista e cuide dele: ele dormirá sobre o seu seio e o senhor nosso rei se aquecerá". Assim se fez. Mas foi inútil. Foi inútil que o rei dormisse ao lado da mais bela jovem do reino. Seu corpo, outrora corpo de homem viril – lembram-se de Betsebá? –, permaneceu inerte. As esperanças de que ele fosse trazido de novo à vida pelas delícias do corpo de uma mulher não se realizaram. Ele não fez amor com ela. Que decepção! E morreu. O que esse texto sagrado diz é que havia a convicção, partilhada por todos, de que o amor sexual tem o poder de realizar o milagre de curar o corpo. O sexo aquece a vida fria. Sexo é remédio. Sexo é alegria. (Os que só tiram coisas más do tesouro concluíram, ao contrário, que sexo é veneno...)

Um dos meus textos favoritos se chama *Desiderata*. *Desiderata* quer dizer "conjunto de coisas que se desejam". Pois lá está dito, como um desejo: "Aceite com elegância o conselho dos anos, deixando graciosamente para trás os prazeres da juventude". O sentido não está explícito. O que eu tirei foi o seguinte: sendo os prazeres sexuais prazeres que o senso comum toma como prazeres da juventude, é preciso que os velhos aceitem com elegância as limitações da velhice, para não se tornarem ridículos: na velhice os prazeres do sexo vão também envelhecendo. Que ridículo Davi, indiferente, nos braços de uma linda jovem...

De fato, os prazeres da velhice não são iguais aos prazeres da juventude. Escrevi, aqui, sobre um casal de velhos que havia esperado mais de 50 anos para se casar. Morta a mulher do homem, morto o marido da mulher, os viúvos se encontraram para viver, no pouco tempo que lhes restava, o amor que ficara estrangulado. O velho, 80 anos, ressuscitou. A primeira mulher odiava violino. Ele amava violino. Resultado: para evitar ruídos vocais, ele deixou seu violino sobre o guarda-roupa, por mais de 50 anos. Largado, as cordas do violino arrebentaram e arrebentadas ficaram... Ah! Que triste metáfora para a alma daquele homem, violino impedido de fazer música... Tomado pelo novo-velhíssimo amor, as cordas da alma se afinaram, o violinista ressuscitou do ataúde em que se encontrava preso, e tratou de reformar o violino que estava em cima do guarda-roupa. (Por vezes um violino é mais potente, sexualmente, que o corpo de uma donzela...) E o violino velho, esquecido dos prazeres da juventude, começou a tocar de novo. Essa metáfora me faz rir de alegria. Será isso? O corpo será um violino e a alma será uma música? Há, nos anais da psicanálise, o relato de uma pessoa que sonhava tocar violino em público – e o sentido do sonho era "masturbar-se em público". Estou meio esquecido. Se não foi bem assim, peço que meus colegas me corrijam, para benefício dos leitores. O que nos interessa é essa deliciosa relação metafórica entre o instrumento musical e os instrumentos sexuais. Afinal de contas, fazer amor é sempre tocar um dueto. É preciso que os dois toquem para que o dueto soe como deve. E o amor foi enorme, no curto espaço em que durou. O violino não aguentou a intensidade da sonata: despedaçou-se antes que ela chegasse ao fim. O velhinho morreu aos 81 anos. Escrevi uma crônica sobre o acontecido. Pois, algum tempo depois, recebo um telefonema de uma mulher desconhecida. Era ela! Por 40 minutos me relatou com detalhes a alegria do amor que ela e o seu amado haviam vivido. E, ao término da conversa, me disse esta coisa linda que, toda vez que conto, choro de emoção: "Pois é, professor. Na idade da gente não se mexe muito [por favor! Observem o *muito*!] com as coisas do sexo. A gente vivia de ternura!".

De fato, o sexo na velhice é muito diferente do sexo na adolescência. O adolescente, no seu estado normal, é um drogado. Não me entendam mal. Não estou dizendo que eles cheiram cocaína. Estou dizendo que eles são, repentinamente, invadidos por um vulcão de hormônios que não conheciam, demônios incontroláveis que deles se apossam, alojando-se preferencialmente em certas partes do corpo que se põem a mover dolorosamente, independentemente da sua vontade. Agostinho, no seu livro *De Civitate Dei*, já havia observado essa autonomia dos órgãos sexuais, que se movem sem permissão da razão, criando situações embaraçosíssimas, razão por que o Criador, compadecido da vergonha do homem, providenciou aventais que escondessem os seus genitais descontrolados. Vira um inferno. Não sei sobre as mulheres. Sei que, para os homens, o desejo sexual na adolescência é um sofrimento. Não dá sossego. O curioso é que ele irrompe gratuitamente, sem necessitar de nenhuma provocação. Não é preciso que o adolescente veja mulheres nuas, filmes pornôs ou simplesmente tenha pensamentos libidinosos. O desejo sexual, na adolescência, independe de um objeto. É um desejo puro, bruto, irracional. Para quem não entende o que estou dizendo vou me valer de uma comparação: parece-se, em tudo, com o desejo de fazer xixi. A bexiga vai inchando, inchando, começa a doer, a dor vai crescendo, torna-se insuportável. Não há alternativa: é preciso esvaziar a bexiga. E aí é aquele prazer, aquela felicidade... O ato de fazer xixi, quando a bexiga está cheia, em tudo é comparável ao tesão e ao orgasmo, na adolescência. Creio, inclusive, que a análise que Freud faz do prazer sexual toma o ato de fazer xixi como modelo: o objetivo do prazer não é o prazer; é livrar-se da dor, voltar ao equilíbrio, à experiência budista de não desejar nada: nirvana...

Isso passa. Esse estado de perturbação hormonal é de curta duração. É como um cavalo selvagem, sem controle, desembestado, arrebentando cerca, pulando ribeirão, atolando-se em charco... Depois o cavalo selvagem, poder puro, explosão atômica, destruição, vai ganhando forma. Da Vinci achava que os cavalos eram os animais mais belos, depois dos seres humanos... O poder selvagem ganha forma, descobre os limites. Poder bruto é feio. Como disse Nietzsche: "Quando o poder se torna gracioso, então a beleza acontece". Surge então o sexo sob uma outra forma: a ternura. Aí os ditos órgãos descontrolados deixam de se movimentar por conta própria. Só se movimentam quando comovidos pela ternura da beleza... Sem a ternura da beleza eles ficam inertes. Os tolos acham que é impotência. Ou frigidez. É nada.

XIX
"O SUBTERRÂNEO DA VIDA, VOCÊ TERÁ QUE ATRAVESSÁ-LO SOZINHO..."[*]

Uma menina chamada Dina

Minha crônica para minhas netas já estava esboçada. Seu título seria "Terra". Minhas estórias sobre meu mundo de menino obedecem a um projeto filosófico. A primeira, "A máquina do tempo", oferece, a um professor com imaginação, ocasião para começar uma conversa fascinante sobre o tempo – o que faria as crianças viajarem até um longínquo passado, na Grécia, para uma conversa com Heráclito. A segunda, "A casa", é ocasião para pensar sobre o pensamento. Por que pensamos? O que é que o pensamento faz? Casas não existem na natureza. Elas nascem do pensamento. Mas o pensamento é o lugar do que não existe. Uma casa pensada é uma casa que não existe. E de sua não existência surge a casa que existe. A matemática, toda ela, é um

---
[*] Preservei, nos textos da Dina, a grafia original.

jogo lógico com coisas que não existem. O mundo surge do que não existe... Há muito pensamento por detrás de uma casa de pau a pique... Aí começaríamos um passeio pelos quatro elementos que, segundo os filósofos antigos, são a substância de que tudo é feito. Primeiro, o fogo: o fogão de lenha, o despertar do fogo... Depois, a água: a mina, as técnicas relacionadas à água. Hoje seria o dia da "terra". E a próxima seria sobre o "ar". Fogo, água, terra e ar: os quatro elementos fundamentais.

Mas aí apareceu uma coisa mais importante. Uma carta. A carta me comoveu tanto que resolvi adiar a terra e transcrever a carta, escrita por uma menina chamada Dina. Acho que vocês vão gostar. Transcrevo do jeito exato como foi escrita.

> Á uns tempos atraz, o M. Castro escreveu uma cronica sobre os brincos da infancia. Falou sobre cirandinha, amarelinha, boca de forno, esconde-esconde, etc etc. Muito bem, e no final como sempre, ele pendurou no poste: Saudosista é a vovósinha.
> Alem de ele ser saudosista, ele é tal qual voce, faz a gente voltar ao passado. Exemplo: a Casa e o Fogo, me fizeram voltar ao passado, muitos anos atraz. Tenho 86 anos, e hoje sou azilada. Lendo seus escritos, voltei ao passado. Aquela casa já foi minha nos idos de 29. Pau a pique e coberta de sapé. Quanta recordação que voce me trouxe. Quase fugiu da memoria, e voce veio fazer surgir á tôna, muito sofrimento e trabalho, mas tambem alegrias. Eu era quase uma menina. Tinha que buscar lenha no mato, fazer pão e acender aquele forno enorme para assa-lo. E na minha inexperiencia, quaze sempre saia ruim. As vezes nem crescia. Morava no Salto do Pinhal, onde havia usinas eletricas que forneciam luz para as fazendas visinhas. Lá havia uma cachoeira, era o rio Mogi-Guaçu. Aquele caudal de agua

que caia sobre as pedras, levantando espumas, tal qual as nereidas do mar. Rugia dia e noite embalando o nosso sono, pois ficava em frente a janela do quarto. E nas noite enluaradas e o céu cheio de estrelas, sem a poluição atual, ela se tornava um caudal luminoso. Como era lindo! No tempo da piracema, os peixes pareciam ter asas, eles saltavam a cachoeira para a desova. Rubem, era uma beleza! Muitos não conseguiam e caiam sobre as pedras, e eu da janela ficava torcendo para que eles conseguissem. Sem falar nos pirilampos, no coaxar dos sapos, na revoada dos tangarás a tarde onde eles iam se alojar nas pedras da agua da cachoeira para dormirem. A mata nativa, era exuberante, havia nela tanto bichinho, borboletas orquideas, a gente não adentrava porque existia cobras e bichos perigosos. Aquelas arvores de um verde escuro (era a mata ciliar) com suas flores roxas e brancas, traziam alegria para suavisar a rudez das nossas vidas. Sabe, Rubem, era tudo rudimentar tal qual voce falou no Fogo. Aquele fogão, a vassoura de guaxuma ou alecrim, tudo isso, eu conheci e tracei na raça. Por isso queridos Rubem e M. Castro, fazem-me voltar ao passado. O Castro, quando eu era criança, naqueles brincos da infancia cheio de inocencia, que hoje não existe mais. Faz-me lembrar dos meus oito anos, de Casemiro de Abreu. Voces fizeram me reviver o passado que parece não ser muito distante, pois veio-me a tôna como se estivesse vivenciando aquele tempo. (...) Quase não posso ler, tenho problema nos olhos, mas sou uma velha muito, mas muito mesmo teimosa, e isso me prejudica um pouco. Mas gosto de mim assim mesmo. Deus tem me ajudado a "vencer" a velhice. Dificil, não é? Mas não impossivel. Um abração para voce e o Castro. De vez em quando dou um beijo no retratinho dele que vem impresso na coluna, quando ele escreve coisas que eu gosto. Desculpe, são trez laudas, não é muito, pois não? Moro no Recanto dos Velhinhos. Rua Arlindo Gomes 285. Novo Campos Eliseos. Campinas.

Congregação Cristã do Brasil. Venham nos visitar, tragam suas esposas para nos conhecer. Seria um grande prazer recebe-los. Tenho muita coisa escrita, mas muitas se perderam no tempo. Mas ficou ainda algumas que guardo com carinho porque são Reminiscencias do passado. Muita coisa não recordo mais, mas ainda me considero um baluarte, apezar dos 86 anos. Se tiver erros no meu portugues, desculpe. Sou autodidata e não erudita.
PS: Hoje, domingo dia 11, li sua cronica sobre a agua. Pelos meus escritos voce sabe que tambem conheço uma mina. Não uma mas diversas. No final você diz que tem algo te machucando. Rubem, não será saudade? Depois de uns poucos anos todos nós sofremos desse mal. Acertei? (...) Nós, seus leitores, poderemos compartilhar e fazer votos que voce se cure. Mas o subterranio da vida, voce tem que atravessa-lo sozinho.
As vezes as letras saem meio tortas, porque não tenho mesa para escrever, escrevo em cima de um caderno de capa dura e no cólo. Dina de Sousa.

* * *

Dina, querida, você é uma menina! Se havia alguma coisa me fazendo sofrer, lendo sua carta eu sorri e ri – como estou rindo agora! – e fiquei curado. Você escreve muito gostoso. Já li sua carta muitas vezes e a li também para o grupo de amigos que se reúnem comigo às terças-feiras para ler poesia. Sua carta é poesia. Aqueles peixes com asas, a revoada dos tangarás... Poesia e sabedoria! Que bom que você existe! Não tenho fotografia sua. Se tivesse, faria o que você faz com as fotos do Moacyr Castro: daria um beijo nela! De qualquer forma, estou dando um beijo em você – mesmo de longe! Rubem.

Adeus à Dina, a mulher com asas...

Dina querida: Você, que guardava na alma as coisas antigas amadas, com certeza se lembrava da canção que as mães de antigamente cantavam para fazer os nenês dormir:

Sabiá lá na gaiola fez um buraquinho...
Voou, voou, voou, voou...
E a menina que gostava tanto do bichinho
Chorou, chorou, chorou, chorou...

Pois você nos pregou uma peça: fez um buraquinho na gaiola que a prendia e voou para um jardim muito longe, aonde não podemos ir! Agora a gaiola está vazia, não mais vamos ouvir o seu canto e nós, que gostávamos tanto de você, ficamos chorando...

Você iria completar 87 anos no dia 22. Haveria uma festa para você, na casa da Isabel. Na reunião de poesia dos "Canoeiros", na terça-feira, dia 14, todo mundo foi avisado. Você iria receber muitos presentes. E eu imaginava o seu rosto maroto rindo de felicidade...

Preparei, para aquela noite, um programa especial de poesias e música. Foi especial porque tudo foi organizado pensando num amigo muito querido de Portugal que recebera um toque da morte: duas pessoas que ele muito ama, carne da sua carne, estavam com câncer. E não adianta fazer rodeios: câncer é sempre um emissário da morte.

Resolvemos que, naquela noite, o programa poético dos "Canoeiros" seria dedicado a ele, à sua mãe e à sua irmã.

Apagaríamos as luzes e acenderíamos velas. As luzes seriam apagadas porque iluminam demais. Por isso são mentirosas: eliminam as sombras. Já as velas evocam o mistério da vida, por brilharem sempre no escuro. Pois a vida não está toda ela cercada de escuridão? Iluminados pelas velas, ficaríamos em silêncio enquanto ouviríamos o *Requiem* de Gabriel Fauré. Por que o *Requiem* de Fauré? Porque essa é a peça musical que esse amigo de Portugal, o Ademar, mais ama. Foi ele que me a fez ouvir, pela primeira vez, enquanto viajávamos no seu carro. Seria um ritual mágico, um bruxedo: que a música atravessasse o oceano para que o Ademar e os seus queridos sentissem o nosso amor. Escolhi duas partes do *Requiem*: "Sanctus" e "In Paradisum". Terminada a música, leríamos poesia. Do próprio Ademar, "Canção de embalar lágrimas". A seguir, "O último poema", de Manuel Bandeira; "Os últimos dias", de Carlos Drummond de Andrade; "Escrever e amar", de Clarice Lispector; "Olhando o mar", de Vicente de Carvalho; "Saber morrer", de D. Helder Câmara; e "Segundo dever", de Nikos Kazantzákis: poemas de uma coleção preparada por um outro amigo, Marcelo Bezerra Oliveira. Ao final, beberíamos todos, de uma mesma taça, o vinho eucarístico, *in memoriam*... E assim foi.

Mas nem de longe poderíamos imaginar que você, Dina, estava naquele momento sendo tocada pela morte: o pássaro engaiolado já ensaiava suas asas para o voo... Há gaiolas que somente a morte é capaz de abrir. Não sabíamos que aquilo que estávamos fazendo era um *Requiem* para você! Coincidência? Não creio. A Lenir, irmã canoeira, tem uma hipótese muito mais misteriosa em que acredito... Os fios soltos das coincidências do lado de cá estão sempre bem-amarrados do lado de lá, no mistério...

Eu deveria ter percebido que a sua partida estava próxima. Suas últimas cartas estavam cheias de premonições. Você estava triste. Disse-me que a areia de *Chronos* estava chegando ao fim. Só restavam uns poucos grãos na ampulheta do tempo. (Curioso! Você, tão humilde, conhecia muito de mitologia...) E você se sentia como uma escrava. O asilo onde você vivia e as suas regras religiosas lhe eram uma prisão. E você se lamentava: "Não tenho um Quilombo para onde fugir!". Foi isso o que você escreveu à 1 hora da madrugada do dia 11 de agosto, quatro dias antes da sua morte: "Não temos tronco mas temos trancas, não temos chibata mas temos língua que fere mais que um látego... Não tenho alternativas, mas espero em Deus, uma nova Abolição. Que seja um dia qualquer, ou mês, mas que seja breve...".

Você era brasileira. Mas as suas raízes atravessavam o oceano: estavam em Portugal. Ah! Como Portugal estava presente nas coisas que você escrevia! Assumo, assim, que você teria lido Guerra Junqueiro, poeta português. Pensando em você, pássaro engaiolado, lembrei-me de um dos seus poemas, "O melro". Você se lembra? É a estória de um melro que morava numa árvore que crescia no pomar de um padre amargo.

Tão bonito, o que ele diz do melro. "O melro, eu conheci-o: era negro, vibrante, luzidio. Madrugador jovial: logo de manhã cedo começava a soltar dentre o arvoredo verdadeiras risadas de cristal".

Mas o que ele dizia do cura era feio. Ele não gostava de pássaros. "Nada, já não tem jeito! Este ladrão dá cabo dos trigais! Qual seria a razão por que Deus fez os melros e os pardais?'".

Mas então, aconteceu:

> Andando no quintal um certo dia, lendo em voz alta o Velho Testamento, enxergou o cura por acaso (que alegria! Que ditoso momento!) um ninho com seis melros escondido entre uma carvalheira... E ao vê-los exclamou enfurecido: "A mãe comeu o fruto proibido... a minha sementeira. Transmitiu-se o pecado. E se a mãe não pagou, que pague o filho. É a doutrina da Igreja. Estou vingado!".

Ditas essas palavras, o padre tomou os frágeis passarinhos e os prendeu numa gaiola.

O melro, voltando do seu voo, ao ver seus filhotes assim presos, enlouqueceu de dor. Lançou-se "furioso contra a grade... Torcia, para partir os ferros da prisão, crispando as unhas convulsivamente, com fúria de um leão... Batalha inútil... Quebrou as garras, depenou as asas". Impotente o melro, vendo aproximar-se o abade,

> (...) alucinado, partiu num voo arrebatado e louco, trazendo dentro em pouco preso no bico um ramo de veneno. "Meus filhos, a existência é boa só quando é livre. A liberdade é lei. Prende-se a asa, mas a alma voa... Ó filhos, voemos pelo azul!... Comei!".

Pois é, Dina. Nas suas cartas você falava do seu desejo de voar, do seu inútil desejo de voar. Você era um pássaro engaiolado. Frágil, não tinha forças para arrebentar as grades da gaiola em que estava presa. Sem alternativas. Você sabia que somente a morte teria poder para abrir as portas da prisão. E ela lhe falou, com a voz do melro: "Chegou a hora de voar pelo azul!".

Você já voava, mesmo engaiolada. As grades da gaiola não tinham sido capazes de cortar as asas da sua imaginação. Você dizia: "Tentam castrar-me. Não conseguirão!". Não importam os nomes das religiões dos curas. Todos são iguais. Ah! Como os curas que a prendiam odiavam os seus voos! Não ficaram contentes com as paredes do asilo. Tentaram tirar de você a única coisa que lhe vinha do mundo de fora: o jornal. E isso, sob o pretexto piedoso de proteger sua alma das tentações do mundo!

Mas você voava... Voava com suas cartas. E que cartas! Atravessaram o oceano! Houve uma pessoa que me passou um *e-mail* com a seguinte mensagem: "Rubem, até ontem você era, para mim, o escritor número um. Hoje, depois de ler a carta da Dina, você passou a ser o número dois. Ela, a Dina, é o número um...".

Gaiolas, há de vários tipos. As gaiolas de ferro – essas, é fácil perceber que são gaiolas. Mas há outras mais sutis, fantasiadas de ninhos, disfarçadas em proteção: são as gaiolas que os homens fazem com nomes sagrados. As gaiolas feitas com nomes sagrados são mais terríveis que as gaiolas de ferro porque elas prendem em nome de Deus! As religiões, com seus dogmas, rituais e lugares sagrados, são gaiolas em que os homens tentam prender Deus. Mas você sabia que Deus não pode ser preso nem prende ninguém, porque Deus é liberdade: pássaro, vento...

Deus dá as asas e o voo.

Os homens constroem gaiolas e ensinam a rastejar...

Os construtores das gaiolas foram, um dia, pássaros. Mas tiveram medo das alturas. Tiveram medo de voar. Tiveram medo da liberdade. Suas asas, inúteis, ficaram tristes e caíram. E eles se transformaram, então, em criaturas rastejantes. A serpente um dia foi pássaro!

A gaiola não conseguiu contê-la. O Grande Pássaro veio, abriu a porta, e vocês dois voaram juntos... Por que espaços estarão vocês voando agora?

Como você sabe, eu planto, no alto de uma montanha de Minas, dentro da cratera de um vulcão, árvores para meus amigos que viraram pássaros. Muitos já estão lá: o jardim dos amigos mortos. Pensei então: que árvore plantarei para a Dina? Nesse lugar sagrado há um caquizeiro enorme. Nunca comi dos seus caquis porque as aves vêm antes e os comem. Isso me deixa imensamente feliz. No outono suas folhas ficam vermelhas como cobre. E num dos seus galhos amarrei um balanço onde treino meus voos. Porque é certo que um dia também eu me tornarei um pássaro. Pensei que você amaria aquela árvore. Assim, o caquizeiro, que até agora não tinha nome, de hoje em diante se chamará: "Dina, a mulher com asas...".

"Nós ainda trocamos chinelos..."

Abaixo está uma carta deliciosa da Dina. Minha vontade era publicá-la! Uma mulher de 86 anos, com a leveza, o humor e a vontade de viver como a Dina, merecia voar para envergonhar e ressuscitar os mais jovens! Mas não pude fazê-lo, por razões que vocês compreenderão. Mas agora ela morreu. Ela e suas cartas estão livres, além de quaisquer punições. Em vida ela me autorizou a publicar o que quisesse depois da sua morte.

Rubem, sempre você, fazendo com que eu recorde, relembre o passado...
Você escreveu no Correio Popular no seu espaço, sobre o sexo dos idosos, você citou Davi com a jovem bonita para aquecê-lo. E ele, moita. Você se esqueceu de Salomão, que possuía trezentas concubinas no serralho (1), no Harem, que quer dizer: lugar proibido. E fora elas, ainda tinha as esposas que residiam no palácio. Será que ele podia com tanta mulher? Eram muitas, e ele precisava de homens para cuidá-las; ajudá-las no banho e no vestir. Mas Salomão mandava castrá-los, e daí, os eunucos, que quer dizer: castrados.
Então, vamos aos fatos, no começo citado. Uma estorinha vivida e presenciada por mim. Era o ano 47. Eu tinha que trabalhar muito para sustentar meus filhos, ajudar, porque o pai deles, não gostava de trabalhar em fábricas, era oleiro, e ganhava pouco.
Até quarta-feira, eu lavava roupas para fora. Passava-as a ferro de carvão. O resto da semana ia fazer limpeza nas casas, onde moravam ingleses e alemães. Trabalhava às sextas-feiras para uma inglesa, ela tinha oitenta anos, o marido 82. Ela se chamava Miss Carr e ele Mister Carr. O nome eu nunca perguntei, eram "Miss e "Mister".
Ele ainda trabalhava na cidade, sempre muito bem-vestido, estatura média, e ela também. Ele vinha almoçar, naquela pontualidade britânica, dia.
Ela fazia o almoço. Eu limpava a casa e lavava a roupa, que ela passava sentadinha numa cadeira. Eu arrumava a mesa, guar-

danapos em argolas de prata e coisas que tais e sempre flores na mesa.

Ele chegava, tirava o paletó, e o colarinho sobressaliente duro qual papelão. Se lavava e os dois iam para a mesa. Depois eu tirava a mesa, isto é, o que havia em cima, servia o cafezinho, e quando ia levá-lo, ela estava sentada no colo d'ele, e ele a beijava no rosto e em seus cabelos, cabelos que ela os trazia sempre azulados e ficavam assim agarradinhos como se fossem dois jovens. Eu achava lindo, e me perguntava: Será? Ele ia para o trabalho e ela ficava no portão, ele se voltava e acenava-lhe com a mão, até virar a esquina.

E um dia de manhã, eu arrumando o quarto d'ele, cada um dormia no seu. Aí encontrei dois chinelos, mas um era o d'ela.

Eu lhe disse: Miss, aqui tem um chinelo seu e outro do mister. E ela, com aquela carinha engraçada e de quem fôra bonita me disse, no seu português arrevezado: "Nós ainda trocamos chinelos...".

Eu arregalei os olhos e sorri, e vi n'aquela fraze tão natural e tão bela, que o amor, entre aqueles que se amam de verdade, nunca morre. Eu fiquei feliz com a felicidade e o amor que irradiava no rosto d'aquela velhinha simpática. (21-5-2001).

Dina.

INUTILIDADES

XX
A ÁRVORE INÚTIL

Terceiro dos grandes mestres do taoismo, Chuang-Tzu, a ele se atribui esta estória.

Nan-Po Tzu-ki atravessa a colina de Chang. Ele percebeu uma árvore surpreendentemente grande. Sua sombra podia cobrir mil carroças com quatro cavalos.
– Que árvore é esta? – pergunta-se Tzu-ki. – Para que pode servir? – Olhando-a de baixo, seus pequenos ramos curvos e torcidos não podem ser transformados nem em vigas nem em cumeeiras. Olhando-a do alto, seu grande tronco, nodoso e rachado, não pode servir para fabricar coisa alguma, nem mesmo ataúdes. Aquele que lamber suas folhas ficará com a boca ulcerada e cheia de abscessos. Só de sentir o seu cheiro fica-se logo tonto e embriagado por três dias.
Tzu-ki conclui:
– Esta árvore não é realmente utilizável e, por essa razão, conseguiu atingir tal porte. Ah! O homem divino, por sua vez, não passa de madeira que não pode ser utilizada.

Dessa árvore solitária e extraordinária na colina de Chang eu me lembrei ao ler a notícia sobre um homem tão solitário quanto e mais extraordinário que ela... Só podia ser o homem divino a que se referia Chuang-Tzu. Seu nome: Takeshi Nojima. Imigrante japonês, com 80 anos, já vendeu tomates, criou bicho-da-seda e foi dono de mercearia. Preparava-se para prestar o vestibular de medicina. E ele se explicava: "Parte de minha vida passei cuidando dos meus pais. Outra parte, cuidando dos meus filhos. Chegou, finalmente, a hora de cuidar de mim mesmo. Sempre sonhei em estudar medicina. Quero agora realizar o meu sonho".

Pus-me então a fazer cálculos. Oitenta anos. Imaginando-se que ele passou no vestibular, terá à sua frente mais seis anos de estudos. Ao terminar o seu curso terá 86 anos de idade. Será então o momento de fazer a residência médica. Mais dois anos. Somente aos 88 anos irá iniciar o exercício da profissão médica.

Meu primeiro impulso foi o de rir ante a loucura de um velho. Será que ele não sabe somar os anos? Será que ele não tem consciência dos limites da vida?

Mas logo um sopro de sabedoria me salvou. Sorri. E pensei: "É claro que ele sabe de todas as coisas. É claro que ele sabe que, provavelmente, não haverá tempo para o exercício da sua profissão. Ele sabe que tudo é inútil. E, a despeito disso, o faz. Inútil como aquela árvore que não vivia pelos usos que pudesse ter, mas pela pura alegria de ser".

Utilidade. Colheres, facas, vassouras, alicates, martelos, palitos, pentes, escovas: são todos úteis. Sua razão de ser é aquilo que se pode fazer com eles. São ferramentas, meios, pontes, caminhos para outras coisas diferentes deles... Em si mesmos, não dão nem prazer nem alegria a ninguém.

Inutilidade. A sonata de Domenico Scarlatti que ouço tocada ao cravo, enquanto escrevo esta crônica. O pequeno poema de Emily Dickinson que repito de cor. O cálice de licor que bebo. As ninfeias de Monet sobre as quais se demoram meus olhos. O bonsai de que cuido. A pipa na mão do menino. A boneca no colo da menina. A mão querida que me toca. Não servem para nada. Não são ferramentas úteis para realizar tarefas. Nem são caminhos ou pontes. Quem tem essas coisas não precisa de ferramentas, pois com elas cessa o desejo de fazer. Quem tem essas coisas não precisa nem de pontes nem de caminhos, porque com elas cessa o desejo de ir. Não é preciso ir, porque já se chegou lá, no lugar da alegria. O prazer e a alegria moram na inutilidade.

E pensei então que aquele homem divino ia fazer o seu curso de medicina como quem escreve um poema, ou toca uma sonata, ou planta um bonsai, ou empina uma pipa; para nada, pelo puro prazer, pela alegria de ser. Imaginei que, talvez, a felicidade do gozo na inutilidade seja algo que os deuses só concedem àqueles que fizeram as pazes com a velhice. Pois a eles é dada a graça, se ficarem sábios, de gozar a liberdade da compulsão prática – a doença terrível e mortal que ataca jovens e adultos. Todos eles querem ser úteis. Todos querem ser ferramentas. Todos querem morar ao lado de facas, martelos, palitos, vassouras, caminhos e pontes.

Os que vivem sob a compulsão da utilidade trabalham. E o tempo todo estão em busca de algo inatingível que se encontra depois de terminada a tarefa, ao fim do caminho, do outro lado da ponte, e que se afasta sempre.

Os que vivem sob a graça da inutilidade não querem chegar a lugar algum. Porque já chegaram. Quero ficar na sonata, no poema, no licor, nas ninfeias, no bonsai, na pipa, na boneca, na mão que me toca. Por isso amo as pessoas divinas, árvores solitárias na colina, madeira que não pode ser utilizada. Amo aqueles que se entregam a gestos loucos e inúteis – pela pura alegria de ser. E amo aquele imigrante japonês desconhecido que se plantou como um bonsai, inútil e belo...

Vejo, no alto da colina de Chang, não uma árvore, mas duas. Suas idades somam 160 anos. Elas conversam e se sacodem de tanto rir. Falam sobre os próximos 160 anos que se seguirão...

XXI
O APOSENTADO

Por mais que procurasse só consegui encontrar uma estória: a de Quincas Berro d'Água. Os feitos de homens aposentados não são bons para fazer literatura. Faltam-lhes os ingredientes que dão sabor a uma narrativa movimentada. Já não se prestam a façanhas atléticas, estão fora da briga pelo poder e não são os tipos ideais para as grandes aventuras amorosas. O Quincas Berro d'Água foi uma exceção. Homem pacato, de hábitos parecidos aos de boi de cano, acostumado a puxar a carga sem reclamar, obediente ao ferrão, assim era o silencioso Quincas, fiel funcionário público que ao fim do mês entregava o salário inteiro para a mulher, de voz ardida e fina, característica que passara para a filha, sua fiel aliada.

O Quincas vivia assim, ruminando sua imensa solidão. Jamais passava pela cabeça de ninguém que ali dentro daquele homem prestes a se aposentar moravam sonhos jovens de liberdade e de amor. A revelação aconteceu ao se cumprirem os dias para a sua aposentadoria. Quincas voltou para casa, do mesmo jeito de sempre, silencioso, andar arrastado, nada fazendo suspeitar o que iria acontecer em instantes. Foi para o quarto. A mulher e a filha pensaram que iria botar o pijama e os chinelos, o único uniforme próprio de alguém que se aposenta. Pois não é que o Quincas sai de lá, momentos depois, com uma malinha na mão? "Onde é que você pensa que vai?", a voz ardida da mulher verrumou-lhe os tímpanos, no que foi seguida pelo chocalhar de guizos da filha viperina. Quincas não respondeu. De dentro dele saiu um grito selvagem que elas nunca imaginaram que houvesse: – JARARACAS! – E desapareceu, sem outra explicação, porta afora. Começa aí, então, a estória de um aposentado feliz... Quem quiser saber o resto, que leia o texto do Jorge Amado.

Lembrei-me de uma outra estória de aposentado. Uma peça de teatro que vi, muitos anos atrás, o nome eu me esqueci. A cena acontecia num banco. Poderá haver lugar mais chato para passar a vida? Números, números, números – só números. Pois o clima era de festa, já que um dos funcionários, já calvo e de dentadura, iria se aposentar. Era o assunto de todos. Finalmente o fim do sofrimento estava chegando para um deles. Dali para frente estaria livre, totalmente livre, para fazer o que quisesse. Nada de horários, cheques, duplicatas, promissórias, contas que tinham que dar certo: poderia dormir quanto quisesse, fazer o que lhe desse na telha. O desejo que por 35 anos ficara preso dentro da gaiola iria voar pelo espaço sem fim. Os outros sorriam de inveja e faziam as contas para saber quantos anos lhes faltavam ainda para esse dia portentoso.

O segundo ato acontecia depois da sua aposentadoria. Pois sabem o que ele passou a fazer, depois de aposentado? Todos os dias, sem faltar um só, ele ia para o banco e lá ficava, sem mesa onde sentar, sem ter o que fazer, olhando, olhando, com saudades e um ar triste no olhar... Coitado! Passara tantos anos na gaiola que desaprendera a voar. Não sabia o que fazer com o infinito.

Não é por acaso que, com frequência, os aposentados morrem logo. Um amigo meu, com quem me encontrei na feira (um dos meus passatempos favoritos. É bom ver as bancas de verduras, as frutas, as flores, os peixes...), sabendo que eu ia me aposentar, advertiu-me logo: "Olha, não vá morrer...". Estremeci ante essa advertência-profecia, mas me tranquilizei pensando que isso não iria acontecer comigo. Tranquilizei-me, *pero no mucho...*

Comecei a pensar nessa coisa estranha – que justamente o evento da liberdade para fazer o que quiser possa ser o começo do morrer. A situação dos homens é pior que a das mulheres, eu acho. Nossos arranjos sociais decretaram que a casa pertence à mulher. Lembro-me, lá em Minas, que os feriados eram o terror das *donas de casa* (nunca ouvi essa expressão ser aplicada a um marido, "dono de casa"...). Os maridos ficavam como almas penadas, andavam pelos cômodos, metiam-se pela cozinha, davam palpites. Até que eram expulsos daquele lugar que não lhes pertencia, com uma afirmação sobre que todos concordavam: "Lugar de homem é na rua". E lá iam eles para as praças, sem saber o que fazer.

Divisão de espaços que vem, com certeza, dos tempos em que os homens eram caçadores: seu lugar era o mundo infinito. Um homem *doméstico* é o homem que perdeu a dignidade do caçador. As feministas com toda razão se rebelaram contra o uso da palavra *doméstica* para descrever a profissão da mulher que não quis se aventurar pelas caçadas. Usa-se, agora, uma expressão mais delicada: *do lar*. Mas é a mesma coisa. O que se está dizendo é que a casa é dela. Já imaginaram a mesma expressão sendo usada para descrever o *status* de um homem aposentado?

Coitado do aposentado... Fica sem lugar. Acho que é por isso que ele morre logo. Na casa, não sabe o que fazer. Não aprendeu a habitar aquele espaço. Faltam-lhe *know-how* e autoridade. Para fazer tem de pedir permissão. Se, por acaso, resolve visitar o seu emprego antigo, sua aparição causa o espanto de uma alma do outro mundo. Dias atrás, na Unicamp, um professor me perguntou: "Que é que você faz aqui? Está perdido?". E a gente compreende que não houve choro nem vela: as coisas continuam normais sem a gente por lá.

Aconselho a todos os que vão se aposentar, portanto, que se livrem das fantasias de que a aposentadoria vai ser o início do tempo da felicidade.

Até que pode ser... Mas para isso é preciso que o passarinho engaiolado não tenha se esquecido da arte de voar. Se me perguntarem como é que um passarinho engaiolado pode não se esquecer da arte de voar, a resposta é muito simples: é preciso não se esquecer da arte de sonhar. Quem é rico em sonhos não envelhece nunca. Pode até ser que morra de repente. Mas morrerá em pleno voo. O que é muito bonito.

XXII
O DIREITO DE SONHAR

Minha amiga Tomiko, nissei, a mesma que me convenceu a comprar um *blazer* vermelho para celebrar os meus 60 anos, escreveu-me pedindo que eu falasse sobre o direito dos velhos de sonhar. Como não consigo recusar nada que ela me pede, pus-me a pensar.

Direito de sonhar?

Gaivota voando sobre o mar não reivindica o direito de sonhar com o voo. Ela voa. Quem voa não sonha com o voo. O sonho existe no espaço vazio da ausência da coisa desejada. Todo sonho é uma oração.

Pato doméstico, desses bem gordos, também não reivindica o direito de sonhar com o voo. Pato doméstico não deseja voar. Não deseja voar porque tem medo das alturas. O medo mata o sonho. Pato doméstico é ser sólido, tanto na terra quanto na água. Um laguinho sem perigos, milho, miolo de pão e lugar seguro onde dormir são suficientes para fazê-lo feliz. Segurança acima de tudo. Hoje igual a ontem, amanhã igual a hoje. Seria um horror se alguém, movido pelas melhores intenções, e pensando que toda ave deseja voar, jogasse um pato doméstico pela janela do prédio, para vê-lo voar livre. Ao invés de um voo livre, uma queda: um pato gordo estatelado no chão.

Se colocássemos a gaivota numa gaiola, então ela sonharia. Seu corpo preso pelas barras de ferro, a alma voaria pelo espaço. Sonha o pássaro engaiolado. Somente sonham com o voo as aves que, sendo destinadas ao voo, estão presas numa gaiola. O canto do pássaro é o seu sonho. Ao ouvir, certa vez, o canto de um pássaro engaiolado, Karl Marx compôs esse quase-*haikai*: "canto de pássaro engaiolado: / suspiro da criatura oprimida, / coração de uma situação sem coração...".

A se acreditar na Tomiko, a situação dos velhos é pior que a do pássaro engaiolado que canta. Porque ao pássaro engaiolado foi negado o direito de voar, mas não o direito de sonhar com o voo. Tanto assim que ele canta o seu sonho de voo. Se os velhos reivindicam o direito de sonhar é porque eles são não só pássaros engaiolados, mas pássaros engaiolados proibidos de cantar. Quando se engaiola o pássaro, aprisiona-se o seu corpo. Mas quando ele é proibido de sonhar, é a sua alma que é engaiolada. O que a Tomiko está dizendo é que os velhos têm o corpo e a alma engaiolados.

Quem os engaiolou?

Cecília Meireles escreveu um lindo verso sobre a condição dos escravos que trabalhavam nos rios, na mineração do ouro. "Já se ouve cantar o negro./ Que saudade pela serra!/ Os corpos, naquelas águas, / as almas por longe terra. / Em cada vida de escravo, / que surda, perdida guerra".

Certas gaiolas são impostas pela força, como a escravidão dos escravos. A guerra é surda e perdida. Nada há a fazer, a não ser cantar a saudade, como pássaro engaiolado. Cantada a saudade, a alma voa por longe terra.

A Cecília escreveu sobre os escravos. Se nos comovemos é porque o dito é metáfora: de alguma forma, a condição dos escravos é a nossa. Também nós estamos molhados de saudade. Também nós sonhamos com uma longe terra. Também nós choramos uma guerra perdida. A vida está cheia de corpos engaiolados.

Mas as gaiolas que engaiolam a alma, essas não podem ser impostas de fora. Elas se instalam dentro de nós por um ato nosso de submissão. "Prisioneiro, dize-me, quem foi que fez esta inquebrável corrente que te prende?". Assim perguntava Tagore, o poeta indiano. Responde o prisioneiro: "Fui eu quem forjou, com cuidado, esta corrente...".

O fogo com que o velho forja a corrente que prende a sua alma se chama "medo do ridículo". "Ridículo": aquilo que provoca o riso dos outros. "Velho ridículo": aquele que faz ou sonha algo impróprio para a sua idade. Até sonhar é condenável. É ridículo que um pato velho tenha sonhos de gaivota. A última coisa que Narciso deseja é que a fonte se ria da sua imagem. Também os velhos desejam ser belos. Por isso eles temem o ridículo: não querem ser objeto do riso. Os velhos têm a sua alma engaiolada numa gaiola feita de olhos. Suspeite da elegância distinta de um velho. É possível que aquela elegância seja a sua gaiola.

Aí eu pensei coisa que nunca havia pensado antes: que o Natal é festa que acontece entre velhos e crianças. A tela de Dürer *Adoração dos magos* centraliza-se numa comovente proximidade de rostos: o menino, assentado nos joelhos da mãe, debruça-se na direção de um dos sábios, um velho, calvo, de barbas brancas, que o contempla com um ar de encantamento. Eram sábios. Mais precisamente, astrólogos. Tentavam entender o que diziam os astros. Mas, como se sabe, as estrelas não falam. Se falam, falam uma linguagem diferente, a linguagem dos sonhos. Os magos seguiam os seus sonhos que haviam visto desenhados nos céus. E o que é que eles viram desenhado no céu? O rosto de uma criança. Ali, naquele momento, o velho sábio se encontra com o seu sonho.

Metáfora semelhante aparece no encontro entre o rosto gordo de Papai Noel e as crianças. Papai Noel, um velho: é nos velhos que os sonhos das crianças estão guardados. Os adultos, diferentemente, guardam só os seus próprios sonhos. Estão muito cheios de si mesmos. As crianças são como gaivotas. Desconhecem as gaiolas. Ignoram olhos ferrolhos. Vivem os seus sonhos: brincam. O saco do Papai Noel está cheio de brinquedos...

Os textos sagrados nada dizem sobre o que aconteceu com os magos, depois de terem enganado Herodes. Simplesmente sumiram. Mas eu sei o que aconteceu com eles. Foi-me revelado em um sonho. Os magos, velhos de cabelos brancos, transformaram-se em meninos. Como é que isso aconteceu? É simples. Sabe-se que os magos deram presentes ao Menino: ouro, incenso e mirra. Mas não se conta que o Menino também deu presentes aos magos. E o que ele deu, a se acreditar no Alberto Caeiro, foram seus sonhos de criança. Bastou que os magos sonhassem os sonhos do Menino para que fossem transformados em crianças. Os adultos, sérios, acharam ridículo, homens velhos fazendo coisas de menino. Mas eles nem ligaram. Porque o último presente que o Menino-Deus lhes dera foram olhos de criança. E as crianças não sabem o que é o ridículo. Finalmente haviam se tornado sábios...

**MUNDOS NOVOS
SÃO GERADOS**

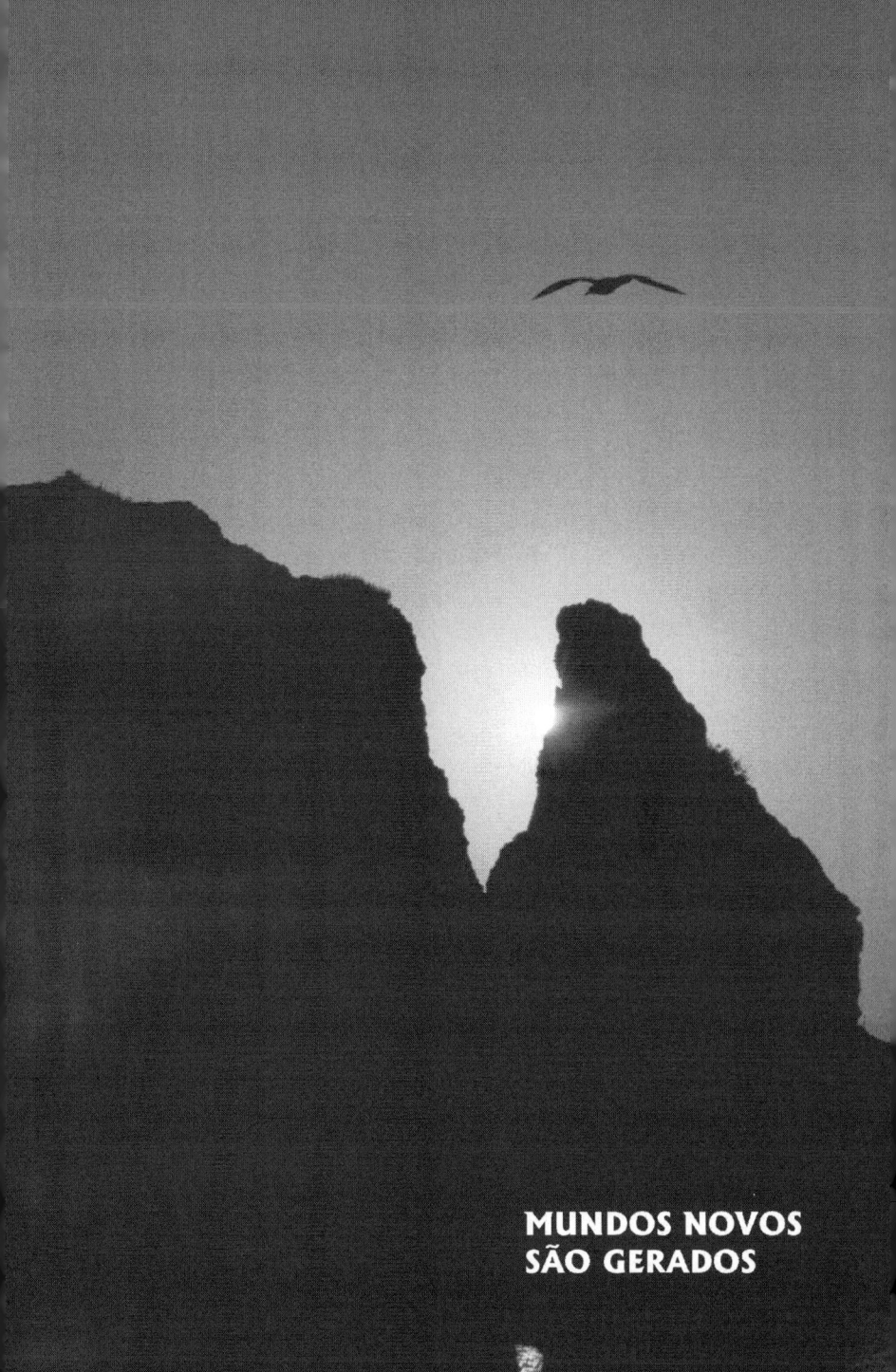

XXIII
A DOENÇA

Senti o susto na sua voz ao telefone. Você descobriu que está doente de um jeito diferente, como nunca esteve. Há jeitos de estar doente, de acordo com os jeitos da doença. Algumas doenças são visitas: chegam sem avisar, perturbam a paz da casa e se vão. É o caso de uma perna quebrada, de uma apendicite, de um resfriado, de um sarampo. Passado o tempo certo, a doença arruma a mala e diz adeus. E tudo volta a ser como sempre foi.

Outras doenças vêm para ficar. E é inútil reclamar. Se vêm para ficar, é preciso fazer com elas o que a gente faria caso alguém se mudasse definitivamente para a nossa casa: arrumar as coisas da melhor maneira possível para que a convivência não seja dolorosa. Quem sabe se pode até tirar algum proveito da situação?

Doenças-visitas você já teve muitas. Mas sua nova doença veio para ficar. Hipertensão: 170 por 120. É muito alta. Tem de baixar para viver mais. Para isso, há uns remedinhos que controlam os excessos da intrusa. Mas se livrar dela, cura, parece que isso não é possível. Mas é possível tirar proveito da situação. Eu mesmo convivo com minha hipertensão há mais de 20 anos. E até o momento não tivemos nenhuma alteração grave.

Vai um conselho: sem brincar de Poliana, trate sua doença como uma amiga. Mais precisamente: como uma mestra que pode torná-lo mais sábio. Groddeck, um dos descobridores da psicanálise de quem quase ninguém se lembra (o que é uma pena, porque ele navega por mares que a maioria dos psicanalistas desconhece), dizia que a doença não é uma invasora que, vinda de fora, penetra no corpo à força. A verdade é o contrário. Ela é uma filha do corpo, uma mensagem gerada em suas funduras, e que aflora à superfície da carne, da mesma forma como bolhas produzidas nas funduras das lagoas afloram e estouram na superfície das águas. A doença tem uma função iniciática: por meio dela se pode chegar a um maior conhecimento de nós mesmos. Doenças são sonhos sob a forma de sofrimento físico. Assim, se você ficar amigo da sua doença, ela lhe dará lições gratuitas sobre como viver de maneira mais sábia.

Pode ser que você ainda não tenha se dado conta disso, mas o fato é que todas as coisas belas do mundo são filhas da doença. O homem cria a beleza como remédio para a sua doença, como bálsamo para o seu medo de morrer. Pessoas que gozam saúde perfeita não criam nada. Se dependesse delas, o mundo seria uma mesmice chata. Por que haveriam de criar? A criação é fruto de sofrimento.

"Pensar é estar doente dos olhos", disse Alberto Caeiro. Os olhos do poeta tinham de estar doentes porque, se não estivessem, o mundo seria mais pobre e mais feio, porque o poema não teria sido escrito. Porque estavam doentes os olhos de Alberto Caeiro, um poema foi escrito e, por meio dele, temos a alegria de ler o que o poeta escreveu. O corpo produz a beleza para conviver com a doença.

A se acreditar no poeta Heine, foi para se curar da sua enfermidade que Deus criou o mundo. Deus criou o mundo porque estava doente de amor... Eis o que Deus falou, segundo o poeta: "A doença foi a fonte do meu impulso e do meu esforço criativo; criando, convalesci; criando, fiquei de novo sadio".

Meditando sobre uma dolorosa experiência de enfermidade por que passara, Nietzsche disse o seguinte:

> (...) é assim que, agora, aquele longo período de doença me aparece: sinto como se, nele, eu tivesse descoberto de novo a vida, descobrindo a mim mesmo, inclusive. Provei todas as coisas boas, mesmo as pequenas, de uma forma como os outros não as provam com facilidade. E transformei, então, minha vontade de saúde e de viver numa filosofia.

A doença é a possibilidade da perda, uma emissária da morte. Sob o seu toque, tudo fica fluido, evanescente, efêmero. As pessoas amadas, os filhos – todos ganham a beleza iridescente das bolhas de sabão. Os sentidos, atingidos pela possibilidade da perda, acordam da sua letargia. Objetos banais, ignorados, ficam repentinamente luminosos. Se soubéssemos que vamos ficar cegos, que cenários veríamos num simples grão de areia! Quem sente gozo na simples maravilha cotidiana que é não sentir dor?

Dei-me conta disso quase num êxtase de gratidão mística quando, depois de alguns séculos de dor insuportável de uma cólica renal (a dor sempre demora séculos), a mágica Dolantina devolveu-me à condição assombrosa de não sentir dor. A saúde emburrece os sentidos. A doença faz os sentidos ressuscitarem.

Então, não brigue com sua doença. Ela veio para ficar. Trate de aprender o que ela quer lhe ensinar. Ela quer que você fique sábio. Ela quer ressuscitar os seus sentidos adormecidos. Ela quer dar a você a sensibilidade dos artistas. Os artistas todos, sem exceção, são doentes... É preciso que você se transforme em artista. Você ficará mais bonito. Mais bonito, será mais amado. E, sendo mais amado, ficará mais feliz...

XXIV
A SOLIDÃO

Desde muito cedo amei a solidão. Isso não quer dizer que eu fosse um solitário. Ao contrário. Sempre tive amigos. A amizade é coisa que só cresce da solidão: ela é o encontro de duas solidões.

As fontes de águas limpas são sempre solitárias. São encontradas nas florestas, longe dos caminhos das feiras e das romarias. As florestas são lugares solitários. As multidões fogem delas. Preferem as praias e os *playcenters*. São poucos os que amam a solidão das florestas. Por isso, os amigos são poucos. Quem, como Roberto Carlos, canta que quer ter um milhão de amigos não sabe o que é a amizade. Confunde amizade com festa.

Solidão é o ar que se respira quando se entra nas paisagens da alma. A alma é uma paisagem. D. Miguel de Unamuno a sentia assim, tanto que deu o título de *Paisagens da alma* a um dos seus livros mais belos.

A neve havia coberto todos os picos rochosos da alma, aqueles que, mergulhados no céu, se contemplam nele como num espelho e se veem, por vezes, refletidos sob a forma de nuvens passageiras. A neve, que havia caído em tempestade de flocos, cobria os picos, todos rochosos, da alma. Estava ela, a alma, envolta num manto de imaculada brancura, de acabada pureza, mas por debaixo ela tiritava, endurecida de frio. Porque é fria, muito fria a pureza! A solidão era absoluta naqueles picos rochosos da alma, semicobertos, como por um sudário, pelo imaculado manto de neve. Somente de tempos em tempos alguma águia faminta examinava a brancura desde os céus, buscando descobrir nela o rastro de alguma presa. Aqueles que, do vale, olhavam para os picos brancos e solitários, a alma que erguia seu rosto para os céus, nem de longe suspeitavam o frio que havia naquelas alturas. Aqueles que, do vale, olhavam os picos brancos eram os espíritos, as almas das árvores, dos regatos, das colinas; algumas, almas fluidas e rumorosas que discorriam entre margens de verdura, e outras, almas cobertas de verdura. Lá no alto tudo era silêncio.

Um outro poeta-profeta, Nietzsche, também sentia a alma como uma paisagem.

A noite chegou; agora todas as fontes falam mais alto. E a minha alma também é uma fonte. A noite chegou; somente agora todas as canções dos amantes acordam. E a minha alma, também, é canção de apaixonado. Eu sou a luz; ah, que noite fosse! Mas esta é a minha solidão, que estou cingido de luz. Ah! Que eu fosse sombrio e noturno! Como eu haveria de sugar os seios da noite! Os sóis voam como uma tempestade nas suas órbitas: assim é o seu movimento. Eles seguem a sua vontade inexorável: isto é a sua frieza. Estou cercado de gelo, minha mão foi queimada pelo gelo. A noite chegou e, com ela, a sede pelo noturno! E pela solidão!

Assim era a alma de Unamuno. Assim era a alma de Nietzsche. As paisagens que vemos – assim é a nossa alma. Porque nós vemos aquilo que somos.

Abrimos um álbum e mostramos aos amigos as fotos da viagem. Paisagens. Aqui um lago. Ali um pôr do sol. A foto é a mesma. Mas quem garante que as paisagens das almas sejam as mesmas? Aquilo que sinto, vendo o lago e o pôr do sol, não é a mesma coisa que você sente, vendo o mesmo lago e o mesmo pôr do sol. "O que sinto, a verdadeira substância com que o sinto, é absolutamente incomunicável; e quanto mais profundamente o sinto, tanto mais incomunicável é", diz Bernardo Soares. As paisagens da alma não podem ser comunicadas. A alma é um segredo que não pode ser dito. Por isso, quanto mais fundo entramos nas paisagens da alma mais silenciosos ficamos. A alma é o lugar onde os sentimentos são profundos demais para palavras. "Calamos", diz Sor Juana, "não porque não tenhamos o que dizer, mas porque não sabemos como dizer tudo aquilo que gostaríamos de dizer".

A solidão é para poucos. Não é democrática. Não é um direito universal. Para ser um direito de todos teria de ser desejada por todos. Mas são poucos os que a desejam. A maioria prefere a agitação das procissões, dos comícios, das praias, da torcida: lugares onde todos falam e ninguém ouve. A democracia é um jogo que se faz com coisas que podem ser ditas. Na democracia os segredos são proibidos. É um jogo do qual todos devem participar. É coisa boa, ideal político que deve ser buscado para o bem-estar de todos. Mas nela não há, nem poderia haver, lugar para a solidão e o segredo. A democracia é ave que nada na superfície do mar. Não é peixe das funduras. Ela vive do jornal, da informação, do que é público...

A plebe sempre odeia os solitários. Ela despreza os que andam na direção contrária. Paulo Coelho e Lair Ribeiro são *best-sellers*. Mas os poetas não conseguem nem mesmo publicar os seus poemas. E, no entanto, segundo Goethe, juntamente com as crianças e os artistas, são eles, os poetas, aqueles que se encontram em harmonia com o indizível mistério da vida. A plebe sempre condena a alma solitária ao exílio, por não suportar a diferença. Quão dolorido é o lamento de Zaratustra:

> Onde subirei com o meu desejo? De todas as montanhas eu busco terras paternas e maternas. Mas não encontrei um lar em lugar algum. Sou um fugitivo em todas as cidades, e uma partida em todas as portas. Os homens de hoje, para quem meu coração recentemente me levou, são-me estranhos e grotescos. Sou expulso de todas as terras paternas e maternas. Assim, eu agora amo somente a terra dos meus filhos, ainda não descoberta, no mar mais distante: e nesta direção enfuno as minhas velas...

No gregarismo os mundos velhos são preservados.

Na solidão os mundos novos são gerados.

As montanhas, as florestas, os mares: cenários da alma. Há neles uma grande solidão. E a solidão é dolorida. Mas há também uma grande beleza, pois é só na solidão que existe a possibilidade de comunhão. Assim, não tenha medo: "Foge para dentro da tua solidão. Sê como a árvore que ama com seus longos galhos: silenciosamente, escutando, ela se dependura sobre o mar...".

XXV
A ALEGRIA

Pouco antes de morrer, Roland Barthes pronunciou a sua conferência inaugural como professor do College de France. Sabia que estava ficando velho, mas saudava a velhice como tempo de recomeço, o início de uma *vita nuova*. E, ao terminar sua fala, fez uma confissão pessoal espantosa. Disse que havia chegado o momento de entregar-se ao esquecimento de tudo o que aprendera. Tempo de desaprender. As cobras, para continuarem a viver, têm de abandonar a casca velha. Também ele tinha de abandonar os saberes com que a tradição o envolvera. Somente assim a vida poderia brotar de novo, fresca, do seu corpo, como a água brota das profundezas onde estivera enterrada. E disse então que este era o sentido de ficar sábio:

Nada de poder;
um pouquinho de saber;
e o máximo possível de sabor...

Sendo aquela a ocasião em que estava sendo inaugurado como professor, ele dizia que era isto que pretendia ser, daquele momento para frente: um mestre do prazer, aquele que se dedica a ensinar a seus jovens alunos o gosto bom das coisas! Quem toma uma decisão como essa está afirmando que o prazer é a única coisa que vale a pena. Vivemos para o prazer. O espantoso é que tal revelação lhe tenha sido feita quando ele já deixara para trás os anos da juventude. Talvez a sabedoria seja coisa crepuscular. Lembro-me das palavras de Hegel, que disse isso de forma poética: "A coruja de Minerva só abre as suas asas quando chega a penumbra que antecede o anoitecer...".

Há pessoas que só conseguem ver direito depois que a velhice chega.

> Se eu pudesse viver de novo a minha vida, na próxima trataria de cometer mais erros. Relaxaria mais. Seria mais tolo ainda do que tenho sido. Na verdade, bem poucas coisas levaria a sério. Contemplaria mais entardeceres, subiria mais montanhas, nadaria mais rios, começaria a andar descalço no começo da Primavera e continuaria assim até o fim do Outono. Porque, se não o sabem, disto é feita a vida, só de momentos. Não percam o agora. (Autor desconhecido)

Palavras que não se espera ouvir da boca de alguém mais velho. Nenhuma advertência solene. Nenhum conselho grave. Nenhuma palavra sombria. Somente o convite à leveza. A vida vista com uma imensa simplicidade: encontros sucessivos e inesperados com a alegria, que está sempre ao alcance da mão. Efêmera, em suas cores crepusculares, mas deliciosa como uma

taça de vinho ou um beijo... Daí o conselho: "não percam o agora".
Ele nunca mais se repetirá.

Fernando Pessoa diz a mesma coisa num dos seus poemas:

> Dia em que não gozaste não foi teu:
> Foi só durares nele.
> Quando vivas
> sem que o gozes, não vives.
> Não pesa que ames, bebas ou sorrias:
> Basta o reflexo do sol ido na água
> de um charco, se te é grato.
> Feliz o a quem, por ter em coisas mínimas
> seu prazer posto, nenhum dia nega
> a natural ventura.

É preciso muito pouco. A alegria está muito próxima. Mora no momento. Nós a perdemos porque pensamos que ela virá no futuro, depois de algum evento portentoso que mudará a nossa vida.

Mas *vida*: o que é isso? Como diz o Riobaldo, "vida é noção que a gente completa seguida assim, mas só por lei de uma ideia falsa. Cada dia é um dia". E a gente fica esperando que ela haverá de chegar depois da formatura, do casamento, do nascimento, da viagem, da promoção, da loteria, da eleição, da casa nova, da separação, da morte do marido, da morte da mulher, da aposentadoria... E ela não chega porque a alegria não mora no futuro mas só no agora. Ela está lá, modesta e fiel, no espaço da casa, no espaço da rua. Se não a encontramos, não é culpa dela. É culpa nossa. Nossos pensamentos andam muito longe dos lugares onde ela mora e, por isso, nossos olhos não a podem ver. Como dizia

Mário Quintana, "quantas vezes a gente, em busca da ventura, procede tal e qual o avozinho infeliz: em vão, em toda parte, os óculos procura, tendo-os na ponta do nariz!".

Velhice é quando se percebe que não existe no futuro nenhum evento portentoso por que esperar, como início da felicidade. Mas isso não será verdadeiro da vida inteira? Por isso, talvez, os jovens devessem aprender com os velhos que é preciso viver cada dia como se fosse o último. A alegria mora muito perto. Basta esticar a mão para colhê-la, sem nenhum esforço. Mas, para isso, seria necessário que os nossos olhos fossem iluminados pela luz do crepúsculo.

XXVI
UM ÚNICO MOMENTO

Há uma morte feliz. É aquela que acontece no tempo certo. O rei, transbordante de felicidade pelo nascimento do seu primeiro neto, convidara todos os poetas, gurus e magos do reino a ir ao palácio a fim de escreverem num livro de ouro seus bons desejos para a criança. Um sábio de muito longe, desconhecido, escreveu: "Morre o avô, morre o pai, morre o filho...". O rei, enfurecido, mandou prendê-lo no calabouço. A caminho do calabouço, passou pelo rei, que o amaldiçoou pelas palavras escritas. O sábio respondeu: "Majestade, qual é a maior tristeza de um avô? Não é, porventura, ver morrer seu filho e seu neto? Qual é a maior tristeza de um pai? Não é, porventura, ver morrer o filho? Ah! Quanto não dariam eles para poder trocar de lugar com os filhos e netos mortos... Felicidade é morrer na ordem certa. Morre primeiro o avô, vendo filhos e netos. Morre depois o pai, vendo seus filhos...". Ouvindo isso, o rei tomou as mãos do sábio nas suas e beijou-as...

Não acredito que haja dor maior que a morte de um filho. A princípio é uma dor bruta, sem forma ou sem cores, como se fosse uma montanha de pedra que se assenta sobre o peito, eternamente. Com o passar do tempo essa dor bruta se transforma. Passa a ser muitas, cada uma com um rosto diferente, falando coisas diferentes. Há aquela dor que é a pura tristeza pela ausência. Ela só chora e diz: "Nunca mais...". Outra é aquela dor que se lembra das coisas que foram feitas e deveriam ter sido feitas: a palavra que não foi dita, o gesto que não foi feito. É a dor da saudade misturada com a tristeza da culpa. E há uma outra dor: a tristeza de que o filho não tenha completado o que começara.

Existe grande alegria em terminar a obra que se iniciou: ver a casa pronta, o livro escrito, o jardim florescendo. A vida de um filho é assim: um sonho a ser realizado. Aí vem o impossível meteoro que estilhaça o sonho. Fica a casa não terminada, o livro por escrever, o jardim interrompido.

Essa era uma das dores daquele pai que me falava da sua dor pela morte do filho. Lembrei-me de um livro que li, faz muito tempo, *Lições do abismo*, de Gustavo Corção. Era a história de um homem, cinquenta e poucos anos, que descobre que teria não mais que seis meses de vida – a doença que estava em seu corpo matava rapidamente. Sem futuro, ele examina o passado, em busca de sinais de que não vivera em vão. O que encontra: cacos, fragmentos, fracassos, um casamento desfeito, a solidão. Pensa então que a vida deveria ser como uma sonata de Mozart que dura não mais que 20 minutos. Morre cedo. Depois dela vem o silêncio. Morte feliz. O silêncio se faz porque tudo o que havia para ser dito havia sido dito. Mas a sua vida – o disco se quebraria antes que pudesse dizer qualquer coisa. Sua sonata nem mesmo se iniciara...

Assim sentia aquele pai: seu filho era uma sonata que mal se iniciara.

Se eu morrer agora, não terei do que me queixar. A vida foi muito generosa comigo. Plantei muitas árvores, tive três filhos, escrevi livros, tenho amigos. Claro, sentirei muita tristeza, porque a vida é bela, a despeito de todas as suas lutas e desencantos. Quero viver mais, quero terminar a minha sonata. Mas se por acaso ela ficar inacabada, outros poderão arrumar o seu fim. Assim aconteceu com a *Arte da fuga*, de Bach (1685-1750). O tema eram as notas do seu próprio nome, BACH, si bemol, lá, do, si natural. Na última página do manuscrito, letra de Carl Philip Emanuel, filho de Bach, está escrito: "NB: No curso dessa fuga, no ponto em que o nome B.A.C.H. foi introduzido como contratema, o compositor morreu". Bach morreu, mas a obra já estava claramente estruturada. Foi possível a um outro terminá-la. Se o mesmo acontecer comigo não terei do que me queixar. Mas fica a pergunta: E aqueles que não tiveram tempo para escrever o seu nome?

Já me fiz essa pergunta várias vezes, pensando nos meus filhos. Eu também queria que eles levassem suas sonatas até o fim, mesmo que eu não estivesse aqui para ouvi-las. Mas não se pode ter certezas. A possibilidade terrível sempre pode acontecer. E se ela acontece, vem o sentimento terrível de que tudo foi inútil.

Aí, de repente, eu experimentei *satori*: abriram-se meus olhos, e vi como nunca havia visto. Senti que o tempo é apenas um fio. Nesse fio vão sendo enfiadas todas as experiências de beleza e de amor por que passamos. "Aquilo que a memória amou fica eterno". Um pôr do sol, uma carta que se recebe de um amigo, os campos de capim-gordura brilhando ao sol nascente, cheiro do jasmim, um único olhar de uma pessoa amada, a sopa borbulhante sobre o fogão de lenha, as árvores de outono, o banho de cachoeira, mãos que se seguram, o abraço de um filho: houve muitos momentos em minha vida de tanta beleza que eu disse para mim mesmo: "Valeu a pena eu ter vivido toda a minha vida para viver esse único momento". Há momentos efêmeros que justificam toda uma vida.

Compreendi, de repente, que a dor da sonata interrompida se deve ao fato de que vivemos sob o feitiço do tempo. Achamos que a vida é uma sonata que começa com o nascimento e deve terminar com a velhice. Mas isso está errado. Vivemos no tempo, é bem verdade. Mas é a eternidade que dá sentido à vida.

Eternidade não é o tempo sem fim. Tempo sem fim é insuportável. Já imaginaram uma música sem fim, um beijo sem fim, um livro sem fim? Tudo o que é belo tem de terminar. Tudo o que é belo tem de morrer. Beleza e morte andam sempre de mãos dadas.

Eternidade é o tempo completo, esse tempo do qual a gente diz: "Valeu a pena". Não é preciso evolução, não é preciso transformação: o tempo é completo e a felicidade é total. É claro que isso, como diz Guimarães Rosa, só acontece em raros momentos de distração. Não importa. Se aconteceu fica eterno. Por oposição ao "nunca mais" do tempo cronológico, esse momento está destinado ao "para todo o sempre".

Compreendi, então, que a vida não é uma sonata que, para realizar a sua beleza, tem de ser tocada até o fim. Dei-me conta, ao contrário, de que a vida é um álbum de minissonatas. Cada momento de beleza vivido e amado, por efêmero que seja, é uma experiência completa que está destinada à eternidade. Um único momento de beleza e amor justifica a vida inteira.

DESIDERATA

Vá, calmamente, entre o barulho e a pressa, e lembre-se da paz que somente existe no silêncio.
Na medida do possível, e sem se atraiçoar, tenha boas relações com todas as pessoas.
Diga a sua verdade quieta e claramente.
Ouça os outros, mesmo os obtusos e ignorantes. Eles também têm uma estória a contar.
Evite as pessoas ruidosas e agressivas. Elas são tormentos para o espírito.
Se você se comparar aos outros, irá tornar-se ora vaidoso, ora amargo, pois há sempre pessoas que lhe são inferiores ou superiores.
Goze tanto as suas realizações quanto os seus sonhos. Mantenha-se interessado naquilo que você faz, por humilde que seja. Aquilo que você faz é algo que você realmente possui, num tempo em que tudo muda sem parar.
Pratique a prudência nos seus assuntos comerciais, pois o mundo está cheio de trapaças. Mas não deixe que isso o faça cego para as virtudes que existem. Muitas pessoas se esforçam por ideais altos. Em toda parte a vida está cheia de heroísmo.

Seja você mesmo. Não finja afeição. Nem seja cínico acerca do amor. A despeito da aridez e do desencanto, ele renasce tão teimosamente quanto a tiririca.

Aceite com elegância o conselho dos anos, deixando graciosamente para trás os prazeres da juventude.

Crie força de espírito para se proteger na desgraça repentina. Não se aflija, porém, com coisas imaginadas. Muitos temores nascem do cansaço e da solidão.

Tenha uma disciplina saudável, mas seja gentil para consigo mesmo. Você é um filho do universo, tanto quanto as árvores e as estrelas. Você tem o direito de estar aqui.

E, quer você saiba disto ou não, o fato é que o universo caminha como deve. Por isso, esteja em paz com Deus, não importa como você pensa que ele é.

A despeito da barulhenta confusão da vida, mantenha-se em paz com a sua alma.

Com todos os seus enganos, labutas e sonhos não realizados, este continua a ser um belo mundo. Cuide-se. Esforce-se por ser feliz.

(Autor desconhecido)

PRECE PARA OS QUE ESTÃO ENVELHECENDO

Ó Senhor, tu sabes melhor do que eu que estou envelhecendo a cada dia
E que um dia estarei velha.
Livra-me da tolice de achar que devo dizer algo em todas as ocasiões.
Livra-me do desejo enorme de pôr em ordem a vida dos outros.
Ensina-me a pensar sobre os outros,
A ajudar os outros,
Sem me impor sobre eles.
Apesar da enorme sabedoria que acumulei
(seria uma pena não passá-la para os outros!),
Tu sabes, Senhor, que eu desejo preservar alguns amigos...
Livra-me da tolice de querer contar todos os detalhes
E dá-me asas para voar diretamente ao ponto que interessa.
Ensina-me a fazer silêncio sobre doenças e dores.
Elas estão aumentando e, com isso,
A vontade de descrevê-las aumenta também a cada ano que passa.
Não ouso pedir o dom de ouvir com alegria as descrições das doenças dos outros.
Ensina-me simplesmente a suportá-las com paciência.

Ensina-me a maravilhosa sabedoria de saber que posso estar errada.
Mantenha-me o mais amável possível.
Não quero ser santa. É tão difícil conviver com os santos!
Mas um velho rabugento é a obra-prima do diabo.
Ensina-me a descobrir talentos inesperados em outras pessoas
E dá-me, Senhor, o belo dom de dizer a eles
Que descobri os seus talentos.

Teresa de Ávila (1515-1592)